Fatma Chaker
Mohamed Derbel
Fatma Khanfir

Porque é que as mulheres evitam as cesarianas electivas?

Fatma Chaker
Mohamed Derbel
Fatma Khanfir

Porque é que as mulheres evitam as cesarianas electivas?

ScienciaScripts

Imprint
Any brand names and product names mentioned in this book are subject to trademark, brand or patent protection and are trademarks or registered trademarks of their respective holders. The use of brand names, product names, common names, trade names, product descriptions etc. even without a particular marking in this work is in no way to be construed to mean that such names may be regarded as unrestricted in respect of trademark and brand protection legislation and could thus be used by anyone.

Cover image: www.ingimage.com

This book is a translation from the original published under ISBN 978-620-6-71529-0.

Publisher:
Sciencia Scripts
is a trademark of
Dodo Books Indian Ocean Ltd. and OmniScriptum S.R.L publishing group

120 High Road, East Finchley, London, N2 9ED, United Kingdom
Str. Armeneasca 28/1, office 1, Chisinau MD-2012, Republic of Moldova, Europe
Managing Directors: Ieva Konstantinova, Victoria Ursu
info@omniscriptum.com

Printed at: see last page
ISBN: 978-620-8-55528-3

Conteúdo

1 INTRODUÇÃO

No imaginário coletivo, a gravidez e o parto são frequentemente vistos como momentos de alegria. No entanto, do ponto de vista científico, a gravidez é um período de grande transição para a mulher, marcado por mudanças emocionais consideráveis e alterações fisiológicas, biológicas e psicológicas susceptíveis de ter um impacto na sua saúde mental (Dimassi et al., 2021).

Ao longo dos séculos, a dor do parto foi uma das principais preocupações das mulheres, dando origem a numerosas investigações. Atualmente, graças aos progressos das técnicas de analgesia epidural, a sensação de dor durante o parto foi consideravelmente reduzida. Em França, a maioria das mulheres opta por este método de analgesia. No entanto, apesar desta possibilidade de controlo da dor, o parto continua a ser um acontecimento cheio de ansiedade para a maioria das mulheres. Associado a apreensões profundas, influenciadas por factores pessoais, familiares e culturais, continua a ser um momento crucial na vida das mulheres e dos casais (Leclerc, 1993).

Na população em geral, cerca de 80% das mulheres manifestam medo perante a ideia de dar à luz. O medo excessivo e persistente do parto é conhecido como tocofobia, uma perturbação de ansiedade pouco conhecida, caracterizada por comportamentos de evitamento durante a gravidez que podem ter repercussões emocionais e físicas significativas. Esta fobia do parto parece ser relativamente frequente, afectando mais de 20% das grávidas de forma ligeira a moderada, e entre 6 e 11% de forma grave e incapacitante. Nos casos mais graves, pode levar a futura mãe a solicitar uma cesariana sem qualquer razão médica, o que pode ser preocupante. (Riquet et al., 2020)

Nos últimos anos, de acordo com a OMS, a taxa de cesarianas aumentou consideravelmente a nível mundial, variando entre 1% e 58% (Dumont & Guilmoto, 2020).

Do mesmo modo, na Tunísia, a taxa de cesarianas atingiu 50% de todos os nascimentos registados desde 2021 (Zouaoui, 2021).

Numa declaração feita à margem do congresso anual de Ginecologia e Obstetrícia, foi salientado que os partos por cesariana aumentaram regularmente de um ano para o outro, não tendo a taxa ultrapassado os 11% durante os anos 90 (Riquet et al., 2020).

É de notar que, na Tunísia, as mulheres não são envolvidas na tomada de decisões sobre o parto. Atualmente, não dispomos de dados que nos permitam
para esclarecer os seus pensamentos, medos e modo de parto desejado (Dimassi et al., 2021). Para o efeito, realizámos este estudo com o objetivo de analisar a opinião de uma amostra de mulheres tunisinas sobre o direito à livre escolha da via de parto e determinar os factores que podem influenciar a via de parto. Escolhida pelas mulheres.

As mulheres podem optar pela cesariana por uma série de razões, incluindo complicações médicas, preocupações com a segurança do bebé ou da mãe, experiências anteriores de parto difíceis, factores pessoais como o medo da dor associada ao parto vaginal ou mesmo o medo do impacto do parto vaginal na sua vida sexual.

Todas as mulheres grávidas se sentem um pouco ansiosas com a aproximação do parto. No entanto, cerca de 20% das mulheres atrevem-se a dizer que têm medo de dar à luz e 6-10% sofrem de tocofobia pura e simples (Lucie & Chagno, 2009).

Este trabalho está dividido em várias partes. Em primeiro lugar, apresenta o problema, o objetivo e a questão da nossa investigação. A segunda parte descreve a metodologia utilizada. A terceira parte é dedicada aos resultados obtidos a partir das análises estatísticas, bem como a uma discussão que contribui para a interpretação dos resultados.

A conclusão dá-nos a oportunidade de apresentar algumas soluções para reduzir a taxa de cesarianas e explicar a importância da preparação para o nascimento e para a parentalidade (PNP) para atingir este objetivo.

Os objectivos do nosso trabalho foram:

1- Descrever os conhecimentos das mulheres sobre o parto vaginal.

2- Explorar os factores associados à fuga ao parto vaginal.

3-Descrever o nível de medo do parto vaginal (pela EPA: escala de medo do parto) e a sua correlação com a fuga para o parto por cesariana.

2 MATERIAIS E MÉTODOS

1. MATERIAL

1.1. Tipo de estudo

Trata-se de um estudo transversal descritivo e analítico, realizado de 15 de janeiro de 2024 a 15 de março de 2024 no CHU Hedi Chaker Sfax. O recrutamento teve lugar no ambulatório e na sala de ultra-sons do serviço de obstetrícia e ginecologia e no serviço de urgência do Hospital Universitário Hedi Chaker de Sfax.

1.2. População do estudo

A população-alvo era constituída por mulheres tunisinas no 2º e 3º trimestres.

A população de origem foi constituída por mulheres tunisinas no 2º e 3º trimestres que visitaram o ambulatório e a sala de ultra-sons do departamento de obstetrícia e ginecologia e o serviço de urgência do Hospital Universitário Hedi Chaker em Sfax.

Estabelecemos critérios de inclusão e não-inclusão.

1.2.1. Critérios de inclusão

O nosso estudo incluiu :

- Mulheres grávidas no 2º e 3º trimestres
- Mulheres com condições obstétricas favoráveis ao parto vaginal.

1.2.2. Critérios de não-inclusão

Não incluímos :

- Mulheres em trabalho de parto. O trabalho de parto é definido como a combinação de contracções uterinas (UC) próximas e regulares, cuja frequência e duração aumentam progressivamente com as alterações do colo do útero.
- Mulheres surdas-mudas.
- Mulheres com antecedentes psiquiátricos.
- Mulheres com gravidez de alto risco.
- Mulheres com uma condição médica que contra-indica o parto vaginal.

1.2.3. Tamanho da amostra

O número de indivíduos necessários (n) foi calculado utilizando a seguinte fórmula:

$$n = \frac{z^2 p(1-p)}{e^2}$$

(Z =1,96, e: precisão (e max =0,05), p: prevalência)

Esta fórmula foi aplicada tendo em conta a prevalência de cesarianas na Tunísia, estimada em cerca de 50% (Faten et al., 2017)

O número de indivíduos necessários foi calculado em cerca de 380.

No entanto, dadas as limitações de tempo e a dificuldade de recrutamento, limitámos o número de sujeitos a 200 mulheres.

1.3. Instrumentos utilizados

Realizámos uma entrevista, cuja duração média foi de 10 minutos, e a língua de comunicação foi o árabe e/ou o francês. Elaborámos um formulário de recolha de dados (Anexo A), identificando :

1.3.1. Dados sócio-demográficos e antecedentes.

- Idade.
- Estado civil.
- Origem geográfica.
- Nível de estudos.
- A situação de trabalho.
- Nível socioeconómico
- Antecedentes médicos e cirúrgicos pessoais.
- Luto recente
- Atividade desportiva

1.3.2. História ginecológica e obstétrica

- Paridade.
- Aborto anterior (AVT)

As mulheres que já tinham dado à luz pelo menos uma vez foram questionadas sobre os seus partos anteriores:

- O modo e as condições do parto: o prazo do parto, o local do parto, a utilização da episiotomia, a informação da mulher sobre o procedimento.
- A noção de uma experiência negativa de parto, definida pela existência de pelo menos uma das seguintes condições: Morte fetal in utero (FIDU) ou morte neonatal, parto instrumental, hemorragia pós-parto (HPP) com ou sem internamento numa unidade de cuidados intensivos, retenção da última cabeça e uma complicação infecciosa ou tromboembólica pós-parto (CPP). Estas condições foram verificadas nos registos de nascimento.

1.3.3. Dados sobre a gravidez atual

- Idade gestacional no momento do questionário.
- A noção de infertilidade.
- Se a gravidez foi planeada ou não.
- Se o sexo do bebé é ou não desejado.
- Acompanhamento da gravidez: uma gravidez bem acompanhada é definida por pelo menos cinco consultas pré-natais e três ecografias.
- Patologias que surgem durante a gravidez.

1.3.4. Informações recebidas sobre o parto e o nascimento

- Abordar o tema do parto
- Fontes de informação sobre o parto e o trabalho de parto
- Conhecimento dos meios para reduzir a dor
- Conhecimento da analgesia epidural
- Conhecimentos sobre a preparação para o PNP
- A escolha do itinerário de entrega
- Razões dadas pelas mulheres para a sua escolha da via de parto

1.3.5. Escala de Medo do Parto (EPA)

Para uma avaliação detalhada do medo do parto, optámos pela Escala de Medo do Parto (EPA) (Anexo B). Esta escala foi construída com base nos critérios de diagnóstico do DSM IV-TR para a perturbação de stress pós-traumático aplicada a um acontecimento antecipado, o que permite também avaliar os critérios para a fobia específica do parto. A EPA é adaptada da TES (Traumatic Event Scale). Traduzimos esta escala para árabe (Anexo C). É composta por cinco factores (Riquet et al., 2020):

- F1: Antecipação do traumatismo: é o medo que a mãe tem de que algo de mau lhe aconteça a ela e ao seu filho (morrer ou ficar ferido), com um sentimento de ansiedade e de impotência.

- F2: Intrusões cognitivas: são definidas por pensamentos, sonhos e imagens desagradáveis sobre o parto que invadem a mulher grávida e lhe causam sofrimento físico e psicológico.
- F3: Evitamento: trata-se de um conjunto de recordações, pensamentos e situações relacionadas com a gravidez e o parto que provocam sentimentos de angústia.
- F4: Embotamento: definido por uma incapacidade persistente de sentir emoções positivas, um estado emocional negativo e uma redução acentuada do interesse por actividades importantes.
- F5: Hiperestimulação: marcada por irritabilidade e acessos de raiva, reacções de sobressalto exageradas e persistentes, dificuldade de concentração e dificuldade em adormecer.

No total, a EPA inclui 21 itens classificados numa escala de Likert de 4 pontos, de "nem por sombras" a "frequentemente". As pontuações variam entre 21 e 84 pontos.

Esta escala não tem um ponto de corte. Quanto mais elevada for a pontuação, maior é o nível de medo.

2. CONSIDERAÇÕES ÉTICAS

A confidencialidade foi assegurada durante a recolha de dados e os formulários foram preenchidos de forma anónima. O questionário foi confidencial e anónimo, de modo a proteger a privacidade dos participantes e a garantir que estes estavam devidamente envolvidos no questionário. O consentimento foi totalmente livre e informado.

3. INTRODUÇÃO E ANÁLISE DE DADOS

Os formulários preenchidos foram introduzidos no SPSS (Statistical Package for the Social Sciences) versão 20.

As variáveis quantitativas foram expressas em médias estimadas com desvios-padrão e valores mínimos e máximos.

As variáveis qualitativas foram expressas em números e percentagens.

O estudo analítico univariado utilizou o teste ANOVA para comparar as médias entre 2 grupos. O teste Chi-2 foi utilizado para comparar variáveis categóricas.

O nível de significância foi fixado em 5%. As diferenças foram consideradas significativas para $p < 0,05$.

3 RESULTADOS

1. ESTUDO DESCRITIVO

Durante o nosso período de estudo, registámos 200 mulheres que cumpriam os critérios de inclusão.

1.1. Dados sócio-demográficos e antecedentes.

1.1.1. Idade

A idade média das mulheres inquiridas era de 28,3 anos, com um desvio padrão de 5,7 [18-44 anos] (Figura 1).

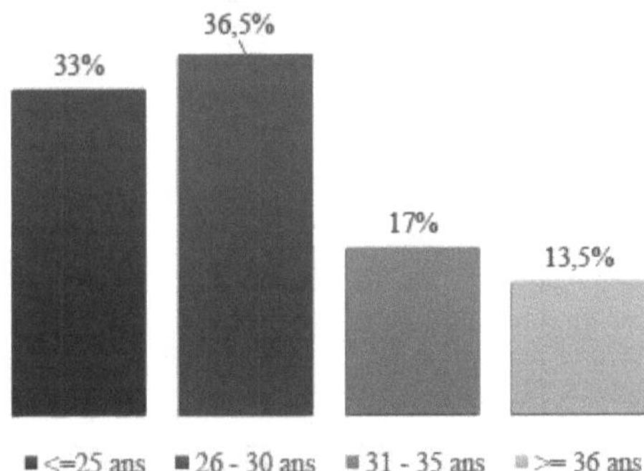

Figura 1: Repartição das mulheres por idade

1.1.2. Estado civil

As mulheres casadas representaram 97% dos casos (Figura 2).

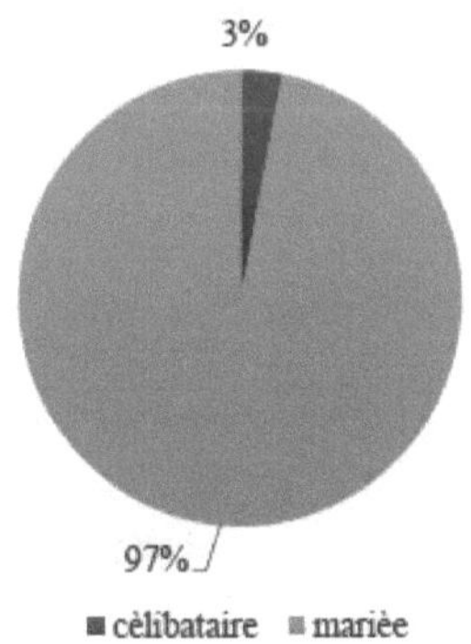

Figura 2: Repartição das mulheres por estado civil

1.1.3. Origem geográfica

No nosso estudo, 62% das mulheres eram de origem urbana (Figura 3).

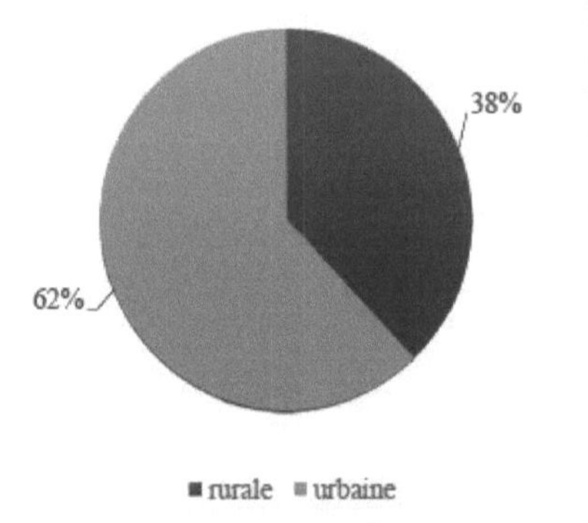

Figura 3: Repartição das mulheres por origem geográfica

1.1.4. Nível de estudos

Na nossa população, 139 mulheres (69,5%) não tinham mais do que o ensino secundário (Figura 4).

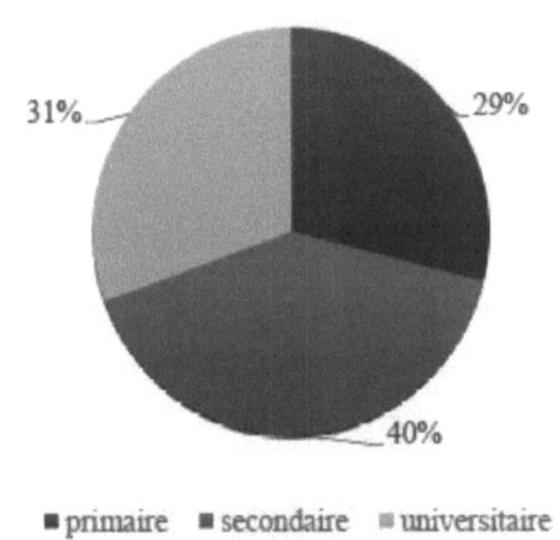

Figura 4: Repartição das mulheres por nível de ensino

1.1.5. Situação profissional

A condição de dona de casa foi descrita para 159 mulheres (79,5%) (Tabela I).

Quadro I: Repartição das mulheres por profissão

Trabalhadores		Percentagem
Dona de casa	159	**79,5%**
Funcionário público	24	**12%**
Funções de escritório	8	**4%**
Pessoal de saúde	5	**2,5%**
Trabalhador	3	**1,5%**
Artesão	1	**0,5%**
Total	200	**100%**

1.1.6. Nível socioeconómico

O nível socioeconómico da população era médio para 85% das mulheres (Figura 5).

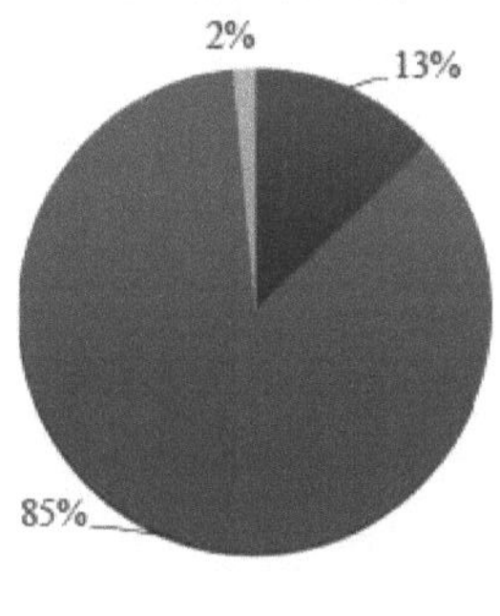

Figura 5: Repartição das mulheres por nível socioeconómico

1.1.7. História médica e cirúrgica

A história médica foi relatada em 58 mulheres (29%) (Tabela II).

Quadro II: Historial médico das mulheres

Historial médico	Número	Percentagem
Anemia	31	15,5%
Diabetes	15	7,5%
Asma	11	5,5%
Trombocitopenia	3	1.5%
Tiroide	3	1,5%
Epilepsia	2	1%
Hipertensão arterial (HA)	1	0,5%

A história de cirurgia foi registada em 81 mulheres (40,5%) (Tabela III).

Quadro III: Antecedentes cirúrgicos das mulheres

História cirúrgica	Número	Percentagem
Cesariana	44	22%
Apendicectomia	23	11,5%
Tonsilectomia	10	5%
Gravidez extra-uterina operada (EUP)	8	4%
Colecistectomia	6	3%
Reparação de sinéquias	1	0,5%

É de notar que um ou mais antecedentes podem ser comunicados por um único doente.

1.2. História gineco-obstétrica

1.2.1. Paridade

No nosso estudo, 97 mulheres (48,5%) eram primíparas (Figura 6).

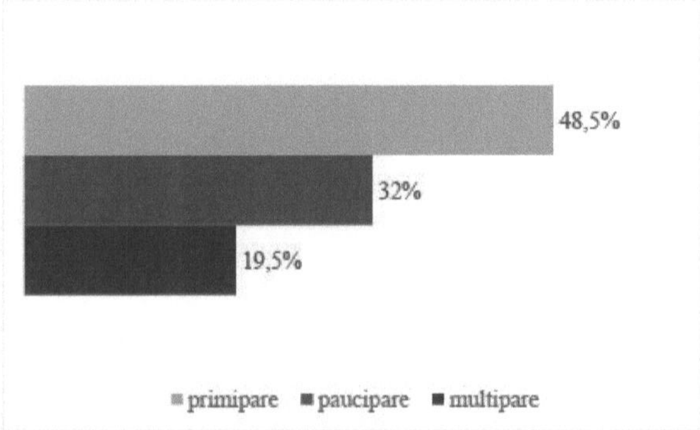

Figura 6: Repartição das mulheres por paridade

1.2.2. Historial de aborto

Na nossa série, foi observada uma história de aborto em 64 mulheres (32%), das quais 16 (8%) tiveram abortos repetidos (Figura 7).

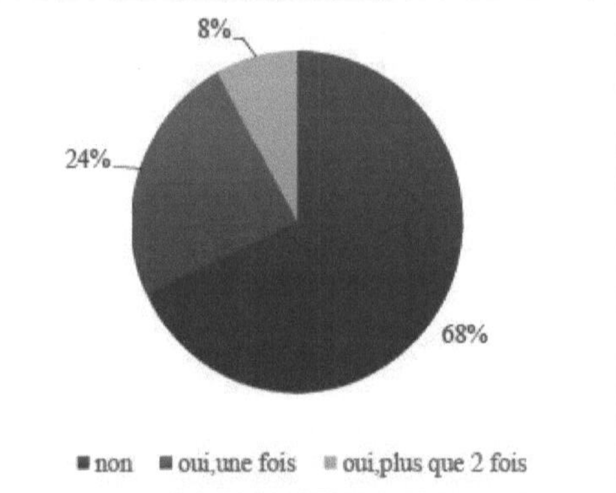

Figura 7: Repartição das mulheres por antecedentes de aborto

1.3. Dados relativos a eventos e estilo de vida

1.3.1. Luto recente

Foi registada em 15 mulheres (7,5%) (Figura 8).

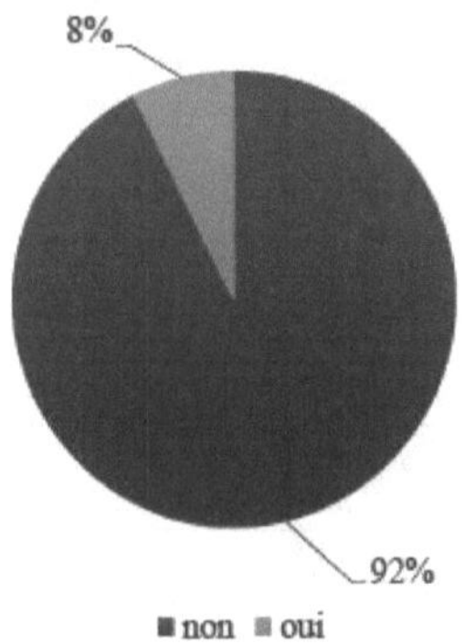

Figura 8: Repartição das mulheres por luto recente

1.3.2. Atividade desportiva

Na nossa série, 27 mulheres (13,5%) praticaram uma atividade desportiva durante a gravidez. Em todos os casos, esta atividade desportiva era representada pela marcha (Figura 9).

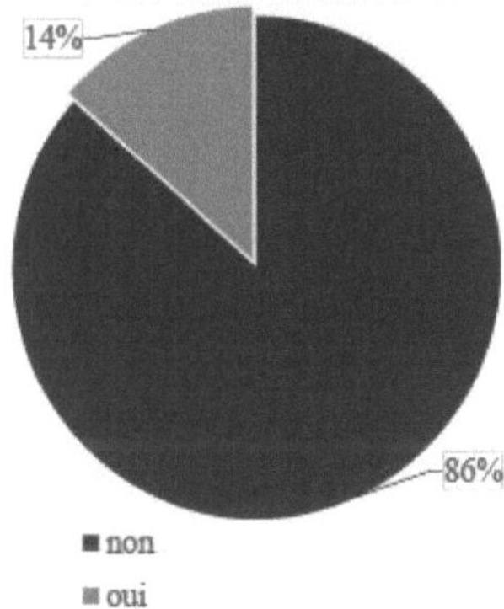

Figura 9: Repartição das mulheres por atividade desportiva

1.4. Dados sobre entregas anteriores

1.4.1. Prazo de entrega

94 mulheres (90,4%) tiveram partos a termo (Figura 10).

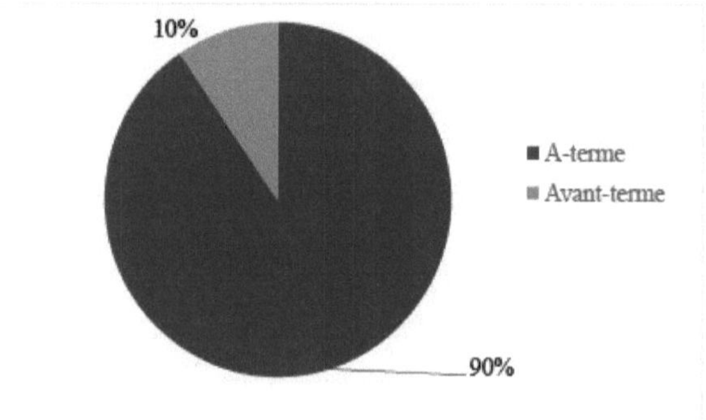

Figura 10: Repartição das mulheres por data de parto

1.4.2. Local de entrega

Na nossa casuística, 83 mulheres (79,8%) tiveram o parto num hospital público (Figura 11).

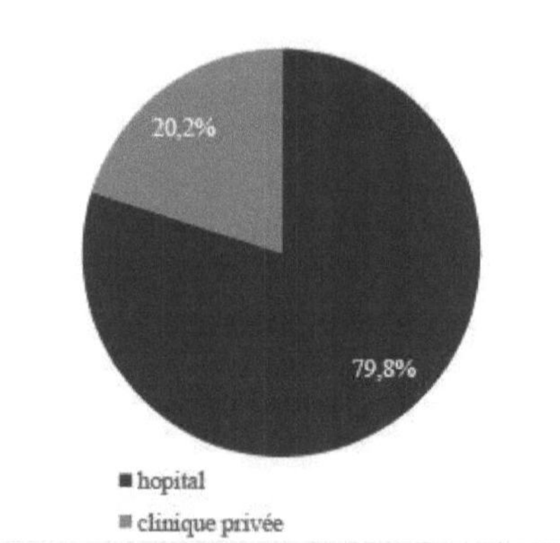

Figura 11: Repartição das mulheres por local de nascimento

1.4.3. Utilização de episiotomia

A episiotomia foi realizada em 55 mulheres (52,9%), das quais 28 mulheres (27,5%) foram informadas previamente sobre o procedimento (Figura 12).

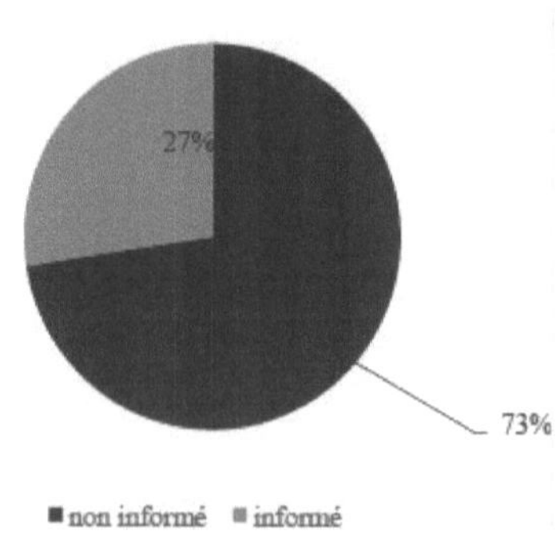

Figura 12: Distribuição das mulheres de acordo com a informação anterior à episiotomia

1.4.4. Experiências negativas do parto

Em 51,5% das mulheres (n=103) que já tinham dado à luz pelo menos uma vez, 77 mulheres (79,3%) referiram uma experiência negativa (Tabela IV).

Quadro IV: Repartição das mulheres de acordo com as diferentes experiências negativas

Número		Percentagem
Entrega de instrumentos	20	15,4%
Morte fetal no útero (FDIU)	17	13%
Morte neonatal	13	10%
Hemorragia pós-parto (HPP)	12	9,2%
Complicação mamária	9	7%
Infeção da episiotomia	6	4,6%
Total	77	59,2%

É de notar que um ou mais complicações podem ser comunicadas por um único doente.

1.5. Dados relativos à gravidez atual

1.5.1. Idade gestacional no momento do questionário

A idade gestacional média foi de 34,72 SA com um desvio padrão de 4,48 [16-41 SA] (Figura 13).

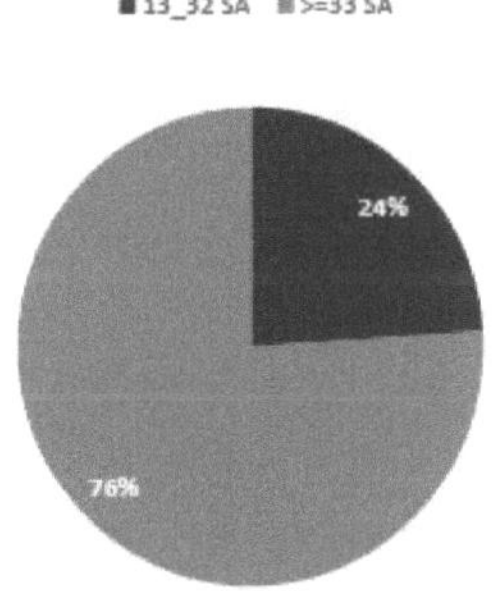

Figura 13: Distribuição das mulheres por idade gestacional na altura do questionário

1.5.2. Conceito de infertilidade

A história de infertilidade foi registada em 27 mulheres (13,5%) (Figura 14).

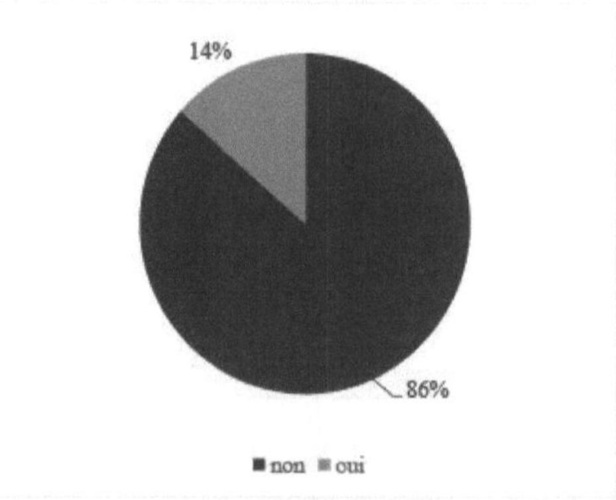

Figura 14: Repartição das mulheres com antecedentes de infertilidade

A gravidez foi induzida em 17 mulheres (8,5%) (Figura 15).

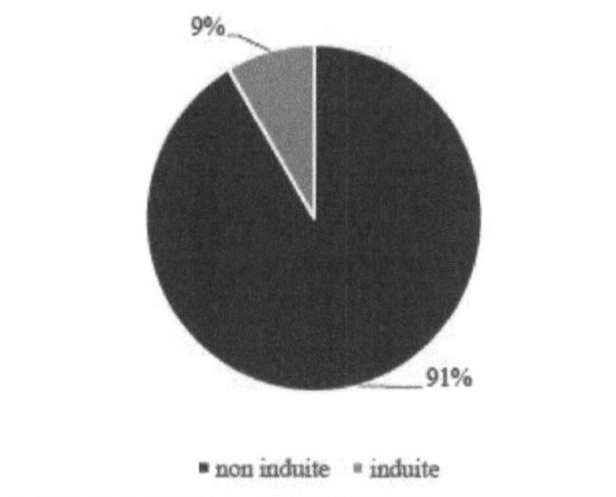

Figura 15: Distribuição das mulheres que tiveram uma gravidez induzida

1.5.3. Programação da gravidez

Na nossa série, 141 gravidezes (70,5%) foram planeadas (Figura 16).

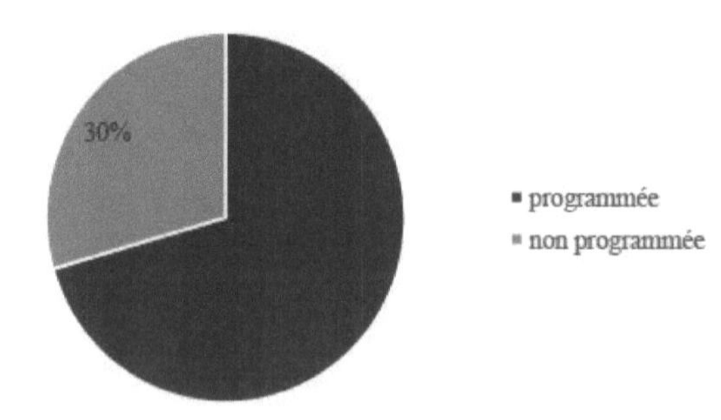

Figura 16: Distribuição das mulheres de acordo com o planeamento da gravidez

1.5.4. Acompanhamento da gravidez

A gravidez foi bem monitorizada em 168 mulheres (81%) (Figura 17).

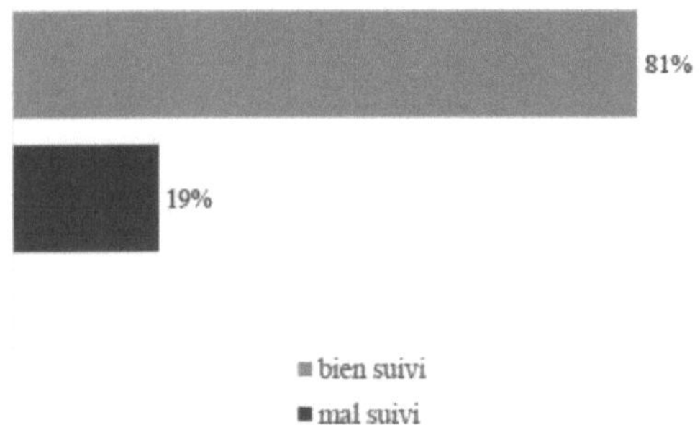

Figura 17: Repartição das mulheres por estado de gravidez

17.5.5. Reação ao sexo do bebé

Na nossa série, 111 mulheres (55,5%) desejavam saber o sexo dos seus bebés (Figura 18).

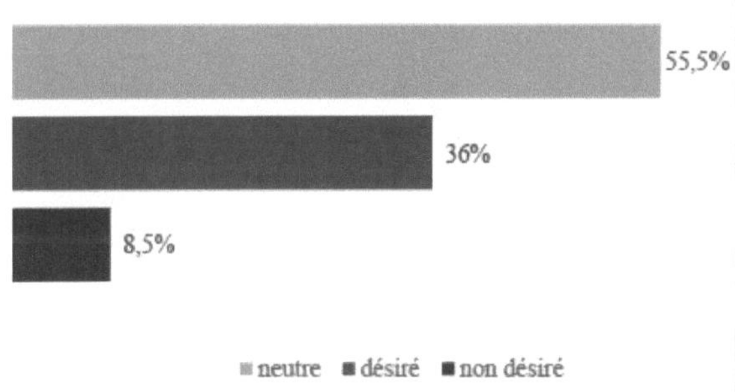

Figura 18: Distribuição das mulheres de acordo com o seu desejo quanto ao sexo do bebé

1.5.6. Patologias somáticas que surgiram durante a gravidez

Na nossa série, 134 mulheres (67%) não apresentavam patologias somáticas que surgissem durante a gravidez (Figura 19).

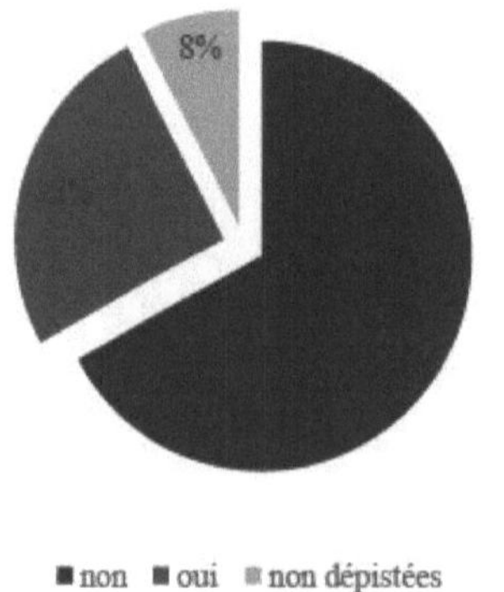

Figura 19: Repartição das mulheres por complicações somáticas

1.6. Conhecimentos das mulheres sobre o parto

1.6.1. Informações recebidas sobre o parto e o nascimento

Na nossa série, 119 mulheres (59,5%) foram informadas sobre a evolução do trabalho de parto e do parto.

As fontes de informação eram múltiplas (Quadro V).

Quadro V: Repartição das mulheres por fonte de informação recebida

Fonte de informação	Número	Percentagem
Arredores	162	81%
Internet, Fórum	93	46,5%
Parteira	60	30%
Médico	45	22,5%
Emissões	15	7,5%
Revistas, jornais	14	7%

É de notar que um ou mais motivos podem ser comunicados por um único doente.

1.6.2. Fontes de preocupação para as mulheres

No nosso estudo, verificámos que 107 mulheres (53,5%) tinham receios excessivos em relação à saúde do seu bebé (Figura 20).

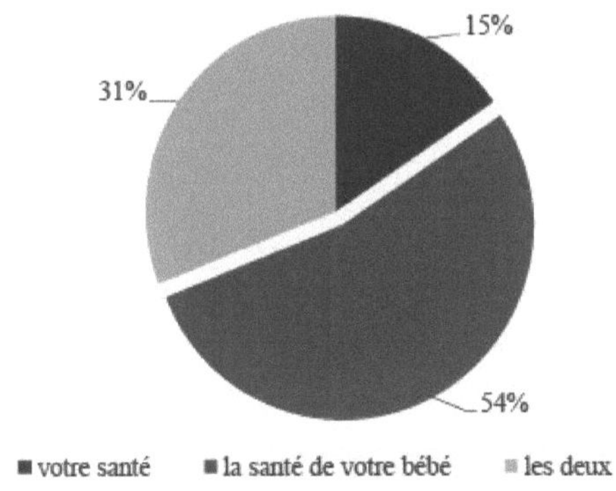

Figura 20: Repartição das mulheres por preocupação de saúde

Das 200 mulheres inquiridas, o parto propriamente dito foi a fase mais preocupante do parto (Figura 21).

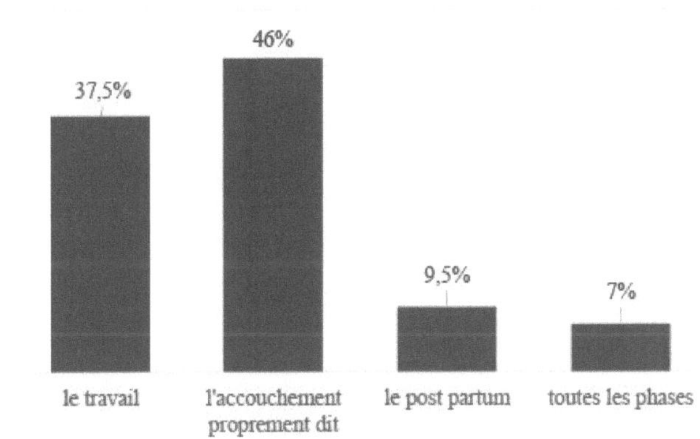

Figura 21: Distribuição das mulheres por nível de preocupação com o processo de nascimento

1.6.3. Conhecimentos das mulheres sobre a preparação para o parto e a parentalidade, analgesia epidural e redução da dor:

Nem todas as mulheres que entrevistámos tinham frequentado aulas de preparação para o parto durante a gravidez e 62% das mulheres não sabiam o que era um PNP. (Figura 22)

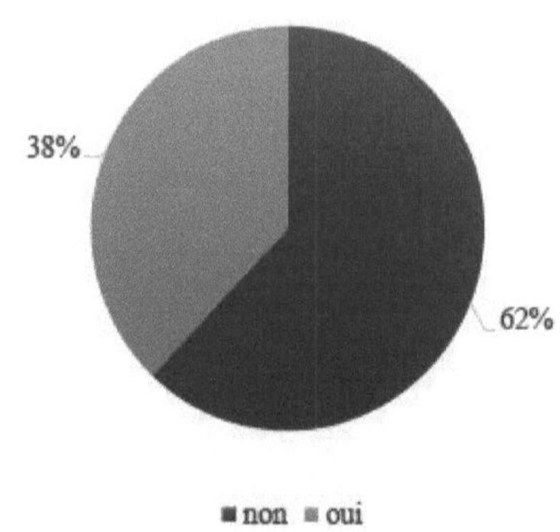

Figura 22: Distribuição das mulheres por conhecimentos sobre a preparação para o parto e a parentalidade

e parentalidade

Verificámos que 57% das mulheres não consideraram a epidural como um tratamento eficaz. método para reduzir a dor durante o parto vaginal (Figura 23)

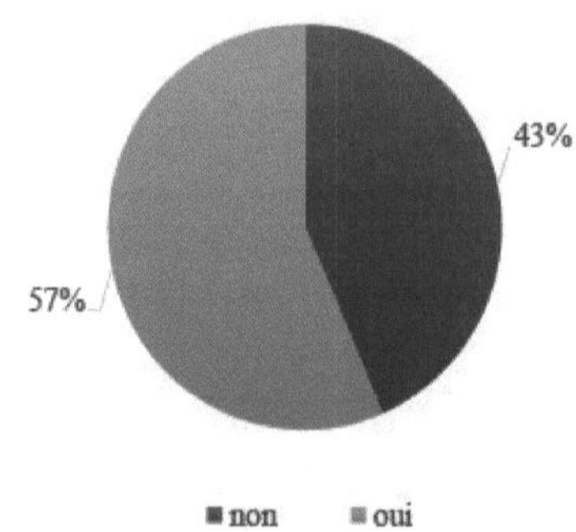

Figura 23: Repartição das mulheres por conhecimento da epidural

Na nossa série, 162 (82%) mulheres não sabiam como reduzir a sua dor (Figura 24).

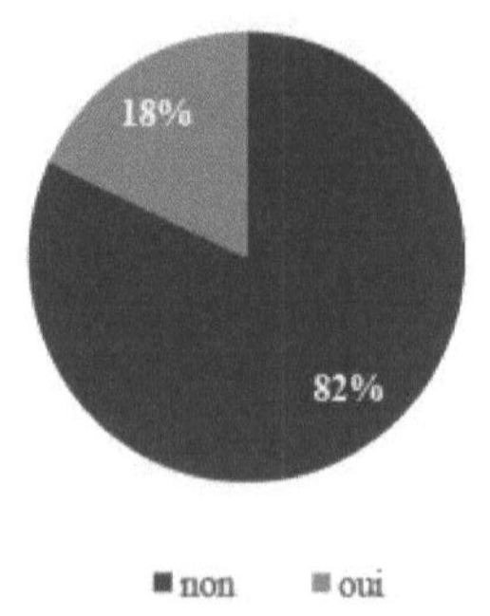

Figure 24: ***Repartição das mulheres por tratamento da dor***

24.6.4. Escolha do itinerário de entrega

No nosso estudo, 65,5% das mulheres (n=131) optaram por dar à luz por cesariana se pudessem escolher. (Figura 25)

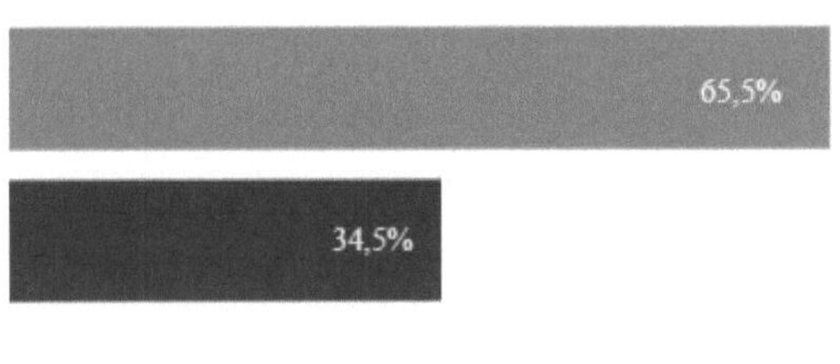

Figure 25: ***Repartição das mulheres por escolha de parto***

25.6.4.1. Razões para escolher a cesariana

É de notar que um ou mais motivos podem ser comunicados por um único doente (Figura 26).

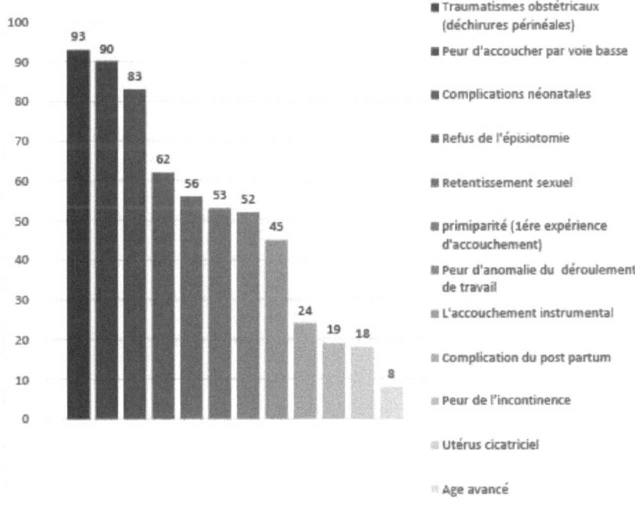

- Traumatismo obstétrico (lacerações do períneo)
- Medo de dar à luz por via vaginal
- Complicações neonatais
- Recusa de episiotomia
- Repercussões sexuais
- primiparidade (1ª experiência de parto)
- Receio de anomalias no fluxo de trabalho
- Entrega de instrumentos

- Complicações pós-parto
- Medo de incontinência
- Útero com cicatrizes

Idade avançada

Figure 26: Razões para escolher a cesariana

26.6.4.2. Razões para escolher a via vaginal

É de notar que um ou mais motivos podem ser comunicados por um único doente (Figura 27).

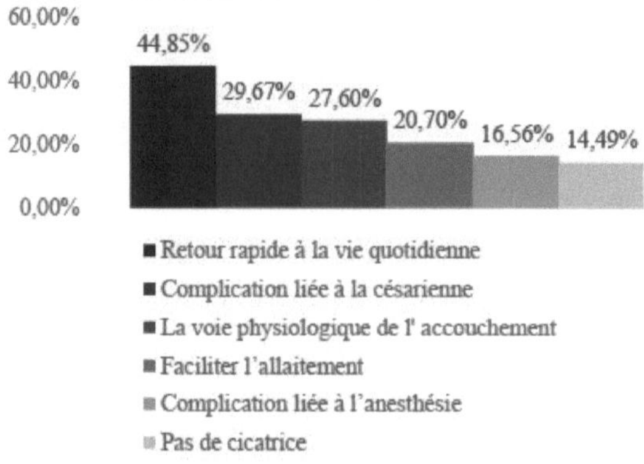

- Regresso rápido à vida quotidiana
- Complicações associadas à cesariana
- A via fisiológica do parto
- Tornar a amamentação mais fácil
- Complicações associadas à anestesia
- Sem cicatrizes

Figure 27: Razões para escolher a via vaginal

27.7. Avaliação global do medo do parto

A pontuação total do medo do parto variou de 21 a 84, com uma média de 53,53 e um desvio padrão de 13,7.

As médias dos cinco factores do IFT estão resumidas no quadro VI.

Quadro VI: Avaliação do medo do parto

	Média (DP)	Mínimo	Máximo
Antecipar um Trauma	12,75(±3)	4	16
Intrusão cognitiva	11,93(±4,72)	5	20
Evitar	7,47(±3,04)	3	10
Perda emocional	7,06(±3,22)	4	16
Hiperestimulação	14,32(±4,4)	5	20
Pontuação total da EPA	53,53(±13,78)	21	84

DP: Desvio-padrão, EPA: Escala de Medo do Parto

2. ESTUDO ANALÍTICO

2.1. Factores associados ao medo do parto

2.1.1. Factores sócio-demográficos

O único fator sócio-demográfico estatisticamente associado ao medo do parto foi o baixo nível socioeconómico **(p=0,021)** (Tabela VII).

Quadro VII: Estudo univariado dos factores sócio-demográficos associados ao medo do parto

medo do parto

Variáveis	Mod л lity	Médias EPA	Ec art-standard	Mínimo	Sr. iiiinuin	P-valor
A 2ï	<30 anos	52 ;9	14.38	21	84	P=0.321
	>30йП5	55	12,29	27	75	
Situação mairi пнжЫ	C elib atário	54	11.84	33	66	P=0.93
	Manee	53,52	13.86	21	84	P=0.527
Profissão	Mulher em casa	53.84	13.79	21	84	
	Outros	52.31	13.84	25	84	
Nível socioeconómico	Topo	5133	8.5	45	61	P=0,021
	M oyen	52.51	13.38	21	84	
	Baixa	60,5	15.17	30	84	
Nível de estudo	Pnniaire	54.27	15.86	21	84	P=0,2U
	Secondane	54.93	12.85	24	84	
	Universidade	50,96	12.68	29	84	
Origem socio-deinográfica	Rural	54,065	13.12	21	84	P=0,671
	Uabaína	53.20	14,21	23	84	

EPA: Escala de medo do parto

2.1.2. Factores ligados aos acontecimentos e ao estilo de vida

O estudo analítico não revelou factores de estilo de vida significativamente associados ao medo do parto (quadro VIII).

Quadro VIII: Análise univariada dos factores relacionados com o evento e com o estilo de vida

associados ao medo do parto

Variáveis	Modalidade	Médias EPA	Desvio padrão	Mínimo	Máximo	Valor P
Luto recente	Sim	57,066	17	21	84	P=0,303
	Não	53,24	13,50	23	84	
Atividade desportiva	Sim	54,14	12,062	34	84	P=0,804
	Não	53,43	14,065	21	84	

EPA: Escala de medo do parto

2.1.3. História gineco-obstétrica:

O estudo analítico não revelou nenhum fator ligado a gravidezes anteriores significativamente associado ao medo do parto (quadro IX).

Tabela IX: Estudo univariado dos factores relacionados com gestações anteriores associados ao medo do parto

medo do parto

Variáveis	Modalidade	Médias EPA	Desvio padrão	Mínimo	Máximo	Valor P
Abortos repetidos	Sim	53,77	10,61	30	70	P=0,38
	Não	52,96	14,34	21	84	
Recurso episiotomia	Sim	53,49	14,05	23	84	P=0,126
	Não	49,46	12,35	29	84	

Informações antes da episiotomia	Sim	50,5	12,62	26	74	P=0,712
	Não	51,57	13,26	23	84	
Experiências negativas do parto	Sim	52,67	13,6	23	84	P=0,166
	Não	48,51	12,39	29	84	

2.1.4. Dados relativos à gravidez atual :

Na gravidez atual, o fator estatisticamente associado ao medo do parto foi a primiparidade (p = 0,001). (Tabela X)

Tabela X: Estudo univariado dos factores relacionados com a gravidez atual associados ao medo do parto

do parto

Variável	Modalidade	Médias EPA	Desvio padrão	Mínimo	Máximo	Valor de p
Primiparidade	Sim	61,01	12,88	35	84	**P=0,001**
	Não	52,96	13,76	25	84	
Idade gestacional	2.o trimestre	56,79	13,95	31	84	P=0,60
	3ª trimestre	52,50	13,61	21	84	
Infertilidade/SIDA	Gravidez induzido	54,35	9,91	36	72	P=0,80
	Gravidez espontânea	53,45	14,11	21	84	
Natureza planeada de gravidez	Sim	53,21	13,95	21	84	P=0,618
	Não	54,28	13,44	25	84	
Acompanhamento gravidez	Bem monitorizado	52,93	13,73	21	84	P=0,202
	Sem acompanhamento	56,105	13,89	27	84	
Carácter desejado do sexo do bebé	Désiré	52,01	12,47	21	77	P=0 ,214
	Neutro	55,61	14,52	25	84	
	Não desejado	54,64	17,95	27	84	
Patologia durante a gravidez	Sim	51,94	12,97	24	84	P=0,273
	Não	53,58	14,29	21	84	
	Não rastreado	58,46	11,14	39	75	

EPA: Escala de medo do parto

2.1.5. O conhecimento das mulheres sobre o parto :

Os factores relacionados com o conhecimento das mulheres sobre o parto e associados de forma estatisticamente significativa ao medo do parto foram (Quadro XI):

- Informações recebidas em fóruns e redes sociais (p=0,038).
- Conhecimentos sobre epidurais (p=0,015).

Quadro XI: Estudo univariado dos factores relacionados com os conhecimentos das mulheres associados ao

medo do parto

Variáveis	Modalidade	Média EPA	Desvio padrão	Mínimo	Máximo	Valor de p
Informações recebido Fóruns e	Sim	53,18	13,73	21	84	**P=0,038**
	Não	65	10,93	52	84	

Redes sociais						
Informações recebidas de médicos e parteiras	Sim	55	14,39	23	84	P=0,230
	Não	52,59	13,36	21	84	
As fontes preocupação com a mulher	Saúde da mulher	51,58	15,14	21	84	P=0,488
	Saúde do bebé	54,55	13,07	25	84	
	O trabalho	54,22	14,09	21	84	P=0,065
	O nascimento em si	53,20	13,65	23	84	
	Pós-parto	47 ,47	11,12	27	66	
Conhecimentos sobre a preparação para o parto e a parentalidade	Sim	52,1	12,37	25	84	P=0,252
	Não	54,41	14,56	21	84	
Conhecimentos sobre epidurais	Sim	51,46	12,97	25	84	**P=0,015**
	Não	56,21	14,41	21	84	
Conhecimento da gestão de dor	Sim	53,90	13,95	30	84	P=0,407
	Não	5,80	13,01	21	84	

2.2. A associação entre a EPA e a escolha da via de entrega

Observámos uma associação estatisticamente significativa entre uma pontuação EPA elevada e a escolha da cesariana como método de parto (p<0,001). (Tabela XII)

Quadro XII: Estudo univariado dos factores do IFT associados à via de parto de parto

	Média EPA	Desvio padrão	Mínimo	Máximo	Valor de p
Por via vaginal	48,9	11,2	23	72	**<0,001**
Cesariana	56	14,4	21	84	

EPA: Escala de medo do parto

2.3. Factores associados à escolha da cesariana

2.3.1. Factores sócio-demográficos

O fator sócio-demográfico estatisticamente associado à opção pela cesariana foi o baixo nível socioeconómico (p=0,020). (Tabela XIII)

Tabela XIII: Factores sócio-demográficos associados à escolha da cesariana

* Teste paramétrico do qui-quadrado

	Rácio de probabilidade (OR)	IC95%	(Valor P) * (Valor P)
Idade (< 30 versus > 30)	1,074	[0,855 -1,348]	0,317
Estado civil (solteiro versus casado)	1,552	[1,398- 1,723]	0,76
Profissão	0,444	[0,436- 1,823]	1,041
Nível socio-económico (baixo versus médio/alto)	1,351	[1,106- 1,650]	**0,020**
Nível de estudo (primário + secundário versus universitário)	1,115	[0,884- 1,407]	0,213

Origem socio-demográfico (urbano versus rural)	1,040	[0,848 -1,276]	0,414

*Teste paramétrico do qui-quadrado

2.3.2. Factores ligados aos acontecimentos e ao estilo de vida

O estudo analítico não revelou nenhum fator de estilo de vida significativamente associado à escolha da cesariana (quadro XIV).

Quadro XIII: Factores relacionados com o evento e o estilo de vida associados à escolha da cesariana

cesariana

Variáveis	OU	IC 95%	(Valor P) * (Valor P)
Luto recente (não versus sim)	0,736	[0,587- 0,923]	0,059
Atividade desportiva (não versus sim)	0,1047	[0,769- 1,425]	0,461

* Teste paramétrico de k hi-deux

2.3.3. Antecedentes ginecológicos e obstétricos

Na análise univariada, os factores relacionados com as gestações anteriores que se associaram de forma estatisticamente significativa à opção pela cesariana foram (Tabela XV):

- Utilização de episiotomia (p=0,001).
- Informação antes da episiotomia (p=0,018).

Quadro XIV: Factores relacionados com gravidezes anteriores associados à escolha de cesariana

Variáveis	R	IC 95%	(Valor P) * (Valor P)
Aborto repetido (sim ou não)	1,110	[0,884- 1,394]	0,220
Recurso à episiotomia (sim contra não)	1,786	[1,235- 2,583]	**0,001**
Informação antes da episiotomia (sim versus não)	1,717	[1,012- 2,913]	**0,018**
Experiência negativa do parto (sim ou não)	1,316	[0,931- 1,860]	0,112

* Teste paramétrico do qui-quadrado

2.3.4. Dados relativos à gravidez atual

Na gravidez atual, o fator estatisticamente associado à opção pela cesariana foi a primiparidade (p = 0,001). (Tabela XVI)

Quadro XV: Factores relacionados com a gravidez associados à escolha da cesariana

Variáveis	OU	IC 95%	(Valor P) * (Valor P)
Primiparidade (sim ou não)	1,422	[1,156- 1,749]	**0,001**

Idade gestacional (13-32SA versus >33)	1,110	[0,893- 1,380]	0,238
Infertilidade/PMA (sim ou não)	0,920	[0,703- 1,203]	0,367
Natureza planeada da gravidez (sim ou não)	1,089	[0,883- 1,343]	0,274
Carácter bem acompanhado da gravidez (bom acompanhamento versus mau acompanhamento)	0,825	[0,667- 1,021]	0,083
Carácter desejado do sexo do bebé (indesejado ou desejado/neutro)	0,794	[0,501- 1,258]	0,190
Patologia durante a gravidez (sim ou não)	0,885	[0,640- 1,222]	0,361

PMA: procriação medicamente assistida /*: teste paramétrico do qui-quadrado

2.3.5. Conhecimentos das mulheres sobre o parto

O estudo analítico não revelou que qualquer fator relacionado com os conhecimentos das mulheres estivesse significativamente associado à escolha da cesariana (Quadro XVII).

Quadro XVI: Factores relacionados com os conhecimentos das mulheres associados à escolha da cesariana
cesariana

Variáveis	OU	IC95%	(Valor P) * (Valor P)
Informações recebidas fóruns e redes sociais (sim ou não)	0,982	[0,553- 1,745]	0,659
Informação recebida do médico e da parteira (sim versus não)	1,030	[0,839- 1,263]	0,452
Preparação para o parto e a parentalidade (sim ou não)	1,060	[0,858- 1,310]	0,346
Epidural (sim ou não)	1,098	[0,889- 1,341]	0,226
Redução da dor (sim versus não)	1,031	[0,788- 1,349]	0,482

* Teste paramétrico do qui-quadrado

4 DISCUSSÃO

Os resultados obtidos foram analisados tendo em conta os trabalhos anteriores mencionados neste capítulo da literatura científica.

Os objectivos do nosso estudo foram descrever os conhecimentos das mulheres sobre o parto vaginal, descrever o nível de medo do parto vaginal (utilizando a escala de medo do parto da EPA) e explorar os factores associados à evitação do parto vaginal.

Este capítulo discute em seguida os pontos fortes e fracos do estudo. Na secção final, são apresentadas recomendações e uma conclusão.

1. CARACTERÍSTICAS DOS PARTICIPANTES

A nossa amostra era constituída por 200 participantes. Não foi possível chegar a 380 participantes devido a limitações de tempo. A idade média das mulheres era de 28,3 anos, com um desvio padrão de 5,7. Das mulheres, 97% eram casadas e 62% provinham de zonas urbanas. 69,5% das mulheres não tinham mais do que o ensino secundário. Quase metade das participantes eram donas de casa.

As participantes eram mulheres que se encontravam no 2º ou 3º trimestre de gravidez e não tinham complicações que levassem a uma gravidez de alto risco ou dificuldades de comunicação.

2. A ESCOLHA DO MÉTODO DE ENTREGA

Na nossa amostra (n=200), 65,5% das mulheres inquiridas preferiram dar à luz por cesariana. Esta preferência é influenciada principalmente por vários factores médicos, incluindo traumas obstétricos e neonatais, anomalias do trabalho de parto, partos instrumentais e episiotomias. Outras razões incluem o medo do parto (tocofobia) e o facto de ser primípara. O receio de complicações pós-parto, como a incontinência e as repercussões na vida sexual, também contribuem para esta escolha.

Além disso, o estudo de M. Chabbert e J. Wendland incidiu sobre o impacto do medo do parto no modo de parto e no stress pós-traumático das mulheres em 2016. Esta investigação explorou a forma como o medo do parto pode influenciar as preferências do canal de parto e conduzir a perturbações de stress pós-traumático no período pós-parto (Chabbert & Wendland, 2016).

No nosso estudo, as restantes 34,5% das mulheres inquiridas optaram pelo parto vaginal. Estas mulheres foram motivadas por razões fisiológicas, como o rápido regresso à vida quotidiana, a fisiologia natural do parto, a facilitação do aleitamento materno, bem como por preocupações relacionadas com as potenciais complicações da cesariana, nomeadamente complicações relacionadas com a anestesia e aspectos estéticos.

Do mesmo modo, um estudo francês realizado em 2020 sobre as práticas de parto concluiu que o parto natural protege a mulher e o recém-nascido de um certo número de complicações (Dick-Read, 2020)

3. MEDO DO PARTO

Para medir o medo do parto, utilizámos uma escala válida (EPA). De facto, esta escala tem sido utilizada por vários autores, para além do estudo que serviu para a sua validação psicométrica (Masson, 2012).

A pontuação média do LFS na nossa amostra foi de 53,53 pontos, com uma pontuação mínima de 21 e máxima de 84. Os resultados indicam que os vinte e um itens que compõem o LFS estão relacionados.

No nosso estudo, verificámos que a pontuação média da EPA obtida por todas as mulheres incluídas (n=200) foi de 53,53, com um desvio padrão de 13,7 [21-84]. Este resultado foi consistente com o encontrado no estudo de Béland et al. que adaptaram e validaram esta escala em francês (Masson, 2012).

Os sub-escores obtidos para as cinco dimensões do medo do parto, com médias entre 7,06 e 14,32, também foram comparáveis aos obtidos no estudo citado anteriormente. A primeira dimensão (antecipação de um parto traumático) teve uma pontuação entre 4 e 16, com uma média de 12,75(±3). A segunda dimensão (instrução cognitiva) teve uma pontuação entre 5 e 20, com uma média de 11,93(±4,72). A terceira dimensão (evitamento) teve uma pontuação entre 3 e 10, com uma média de 7,47(±3,04). A quarta dimensão (embotamento emocional) teve uma pontuação entre 4 e 16 com uma média de 7,06(±3,22). A quinta dimensão (hiperestimulação) teve uma pontuação entre 5 e 20 com uma média de 14,32(±4,4).

As pontuações foram calculadas somando as pontuações dos diferentes itens em cada dimensão, sendo que uma pontuação elevada indica um medo significativo.

O estudo de Leclerc de 2016 encontrou uma média de 8,5 para a antecipação de um nascimento traumático com um desvio padrão associado de 2,5 (pontuação entre 4 e 16); 7,4 para a intrusão cognitiva com um desvio padrão associado de 3,3 (pontuação entre 5 e 20); 4,2 para o evitamento com um desvio padrão associado de 2,0 (pontuação entre 3 e 12); 5,4 para o embotamento emocional com um desvio padrão associado de 2,1 (pontuação entre 4 e 16) e 10,6 para a hiperestimulação com um desvio padrão associado de 3,5 (pontuação entre 5 e 20) (Leclerc, 1993).

4. A RELAÇÃO ENTRE O MEDO DO PARTO E A ESCOLHA DA CESARIANA

No nosso estudo, verificámos que o medo do parto e a escolha da cesariana como via de parto estavam significativamente associados (p=<0,001). Vários factores podem contribuir para este medo, incluindo o medo da dor intensa associada ao parto vaginal, a ansiedade sobre potenciais complicações durante o trabalho de parto ou experiências traumáticas anteriores.

Do mesmo modo, num estudo de 2016 realizado por Marine Leclerc, o medo do parto influenciou a escolha do método de parto (Leclerc, 1993)

No entanto, uma pesquisa publicada no Journal of Psychology, Obstetrics and Gynaecology em 2017, foi conduzida por Ryding et al. O estudo mostrou que não havia associação significativa entre tocofobia e taxas de cesariana (Ryding et al., 2015).

Para além disso, uma meta-análise publicada na mesma revista em 2018 por Räisänen et al. também apresentou estes resultados (Räisänen et al., 2013).

5. FACTORES ASSOCIADOS AO MEDO E À ESCOLHA DO PARTO

5.1. Tocofobia

O medo da dor ou tocofobia foi uma das razões mais comuns que levaram as mulheres a optar por uma cesariana. No nosso estudo, a tocofobia estava presente em 90 mulheres. Isto foi semelhante ao estudo de Tournier apresentado em 2023 sobre o medo do parto em França (Staraci et al., 2012) e ao estudo de Dimassi na Tunísia et al. que encontrou uma forte relação entre o medo da dor e a escolha da cesariana (Dimassi et al., 2021).

A ideia de dores intensas e prolongadas durante o parto pode ser muito perturbadora para algumas mulheres. Podem recear não ser capazes de suportar as dores, especialmente se tiverem ouvido histórias de partos difíceis de outras mulheres. A perspetiva da dor pode ser tão intimidante que algumas mulheres preferem fazer uma cesariana para evitar essa experiência.

5.2. Traumatismos obstétricos e neonatais

As mulheres podem também recear as potenciais complicações associadas ao parto vaginal.

No nosso estudo, este facto foi observado em 93 mulheres. Embora a maioria dos partos não seja complicada, existe sempre o risco de complicações que as mulheres podem recear, tais como lacerações perineais, intervenções médicas de emergência, como a episiotomia, registada em 62 mulheres, ou problemas de saúde para o bebé, registados em 82 mulheres. Para algumas mulheres, estes riscos percebidos podem ser uma fonte de ansiedade e levá-las a escolher uma cesariana como uma opção considerada mais segura (Halscott et al., 2015; Jiang et al., 2017).

Estes resultados sugerem que o medo do parto pode afetar as decisões das grávidas sobre o modo de parto e a sua propensão para optar por uma cesariana para evitar potenciais traumas obstétricos e neonatais.

Além disso, um estudo publicado na Ata Obstétrical et Gynécologie Scandinavica em 2015 examinou as preferências das mulheres relativamente à sua experiência de parto (Pirnat et al., 2019).

6. FACTORES SOCIODEMOGRÁFICOS

6.1. Idade

A idade média no nosso estudo foi de 28,3 (5,7) [18-44 anos]. A idade não foi significativamente associada ao medo do parto ou à escolha do método de parto (p=0,321). Da mesma forma, Dimassi et al, no seu estudo realizado na maternidade de Tunes em 2021, não encontraram uma relação estatisticamente significativa entre a idade e o medo do parto ou o modo de parto escolhido (Dimassi et al., 2021). Além disso, este resultado foi apoiado na literatura por vários estudos que sugeriram que o medo e a escolha do parto não são influenciados pela idade, mas que este medo pode estar relacionado com a psicologia da mulher.

Outra análise retrospetiva realizada por Hannah G. Dahlen e Anderson em 2018 de registos médicos examinou a relação entre a idade materna e a escolha da cesariana numa determinada população e não encontrou nenhuma correlação significativa (Dahlen et al., 2013).

Em contrapartida, um estudo chinês de 2015 relatou uma relação entre a idade jovem e o medo do parto (Gao et al., 2015).

A idade pode desempenhar um papel na forma como as mulheres percepcionam e sentem o medo do parto, embora isso possa variar de pessoa para pessoa. A idade pode estar relacionada com o medo do parto de várias formas. As mulheres mais jovens podem sentir uma ansiedade adicional devido à sua falta de experiência e de conhecimentos sobre a gravidez, o parto e a maternidade. Por esta razão, o estudo de Chen et al em 2020 mostrou uma associação significativa entre a idade materna jovem e o medo do parto, o que pode levar a um aumento da probabilidade de cesariana (da Silva et al., 2003).

6.2. Estado civil

No nosso estudo, a grande maioria das mulheres era casada (97%), o que se explica pelo baixo número de gravidezes fora do casamento na nossa sociedade.

O estado civil, em nossa série, não foi significativamente relacionado à escolha da via de parto (p=0,76). Este resultado é semelhante ao do estudo de Garcia P et al em 2018, que mostrou que não houve diferença significativa na escolha da cesariana entre mulheres casadas e solteiras. Estes resultados desafiam as noções preconcebidas de que as mulheres casadas podem preferir a cesariana em relação às mulheres solteiras (Pirnat et al., 2019).

Em contraste, de acordo com um estudo realizado em seis países europeus, as mulheres norueguesas casadas estavam protegidas do medo do parto (Ferreira et al., 2015).

É improvável que o estado civil, por si só, tenha um impacto direto na escolha de recorrer a uma cesariana, uma vez que os resultados do estudo de Smith K, et al em 2023 mostraram que as mulheres casadas tendiam a referir níveis mais baixos de medo do parto do que as mulheres solteiras ou não casadas. No entanto, alguns aspectos do estado civil podem influenciar as decisões sobre o parto ("Editorial", 2009).

6.3. Situação profissional

O nosso estudo mostrou que a ocupação não influenciou a escolha da cesariana e o medo do parto, mas a maioria das nossas participantes eram donas de casa (79,5%). Do mesmo modo, Tania bosshart e Julie pugin, no seu estudo realizado em 2021, não encontraram uma correlação estatisticamente significativa entre o estatuto profissional e o medo do parto, nem entre o estatuto profissional e o modo de parto escolhido (Tania & Julie, 2021).

Em contradição com os nossos resultados, um estudo realizado em Marselha em 2020 por S. Riquet, cujo principal objetivo era avaliar o medo em mulheres grávidas, mostrou que a situação profissional tinha uma correlação significativa (p=0,027) com o medo do parto. Isto poderia ser explicado pelo facto de o stress relacionado com o trabalho poder influenciar a escolha da via de parto (Riquet et al., 2020).

Do mesmo modo, num estudo realizado na Tunísia por Dimassi et al., que analisou a livre escolha da cesariana, o estatuto profissional foi significativamente associado a esta escolha (Dimassi et al., 2021).

6.4. Nível de estudos

Na nossa série, o nível de escolaridade não foi significativamente associado nem ao medo do parto nem à escolha da cesariana (p=0,213). O nosso resultado é semelhante ao do estudo de Dimassi et al., que verificou que o nível de escolaridade mais elevado não influenciou a escolha da cesariana (Dimassi et al., 2021).

No entanto, o nível de educação pode desempenhar um papel na escolha da cesariana, embora possa variar em função de vários factores, incluindo conhecimentos médicos, crenças culturais, preocupações pessoais e práticas de cuidados de saúde numa região. Além disso, S. Riquet et al. no seu estudo mostraram que o nível de educação estava significativamente relacionado com a escolha da cesariana (p=0,03)[3].

6.5. Nível socioeconómico

No nosso estudo, verificámos que a associação entre o nível socioeconómico e a escolha da cesariana e o medo do parto foi significativamente negativa (p=0,020). De facto, as pontuações médias mais elevadas para o medo foram registadas em mulheres com um nível socioeconómico baixo (pontuação média de 60 contra uma pontuação média de EPA de 52 para mulheres com um nível socioeconómico elevado). O nível de medo foi 1,3 vezes mais elevado nas mulheres de baixo nível socioeconómico. Este facto pode dever-se às condições de vida desfavoráveis e à falta de acesso aos cuidados e à informação por parte das pessoas mais pobres, enquanto as mulheres de meios mais ricos têm um acesso mais fácil à informação. Assim, a relação entre o nível socioeconómico e o medo do parto evidencia as desigualdades persistentes no acesso aos cuidados de saúde materna e sublinha a necessidade de políticas e programas destinados a reduzir estas disparidades.

Na mesma linha, esta ligação foi comprovada por outro estudo indiano realizado por Anita et al em 2019, onde o nível de medo do parto foi mais de 2 vezes superior nas mulheres pertencentes a um nível socioeconómico baixo (OR=2,804, IC 95% [1,296 - 6,068], (P=0,009) (Nath et al., 2019).

7. ANTECEDENTES GINECO-OBSTÉTRICOS

7.1. Paridade

Vários estudos analisaram o medo do parto e os factores que o desencadeiam.

A primiparidade refere-se ao facto de dar à luz pela primeira vez. É um momento emocionante, mas também muitas vezes cheio de ansiedade e medo, especialmente quando se trata de dar à luz. Muitas mulheres sentem-se apreensivas com o parto, pois é um acontecimento desconhecido e é frequentemente descrito como doloroso.

No nosso estudo, verificámos que a primiparidade influenciou o nível de medo e a escolha da via de parto. As primíparas tinham 1,4 vezes mais probabilidade de desenvolver um nível elevado de medo e de optar pela cesariana do que as multíparas (OR=1,422, IC 95% [1,156-1,749], **(P=0,001).** A pontuação média da EPA nas primíparas foi maior (61,01). Este resultado pode ser explicado pela falta de experiência e pelo facto de o fenómeno do parto vaginal ser desconhecido e desanimador para as primíparas. Por conseguinte, estava associado a um risco acrescido de cesariana, em parte devido à incerteza e à ansiedade associadas ao parto vaginal. Além disso, o medo do parto, também conhecido como tocofobia, pode ser um fator determinante na decisão de optar por uma cesariana. A primiparidade foi um fator de risco para o medo em alguns estudos. De facto, o estudo realizado por Lucie Tournier em 2020 sobre os factores que influenciam as tentativas de parto vaginal encontrou uma relação significativa entre a primiparidade, a escolha da cesariana e o medo do parto (Staraci et al., 2012).

No entanto, outro estudo tunisino realizado em 2020 por Dimessi et al. não encontrou uma ligação significativa (p=0,38) (Dimassi et al., 2021).

No nosso estudo, algumas mulheres optaram por uma cesariana planeada na sua primeira gravidez por razões médicas, tais como um historial de complicações graves durante o parto. Outras optaram por uma cesariana electiva por razões pessoais, como o medo do parto vaginal ou a preferência por um parto planeado.

7.2. História do aborto

No nosso estudo, a história de aborto não foi significativamente associada ao medo do parto ou à escolha da cesariana como modo de parto. No entanto, a percentagem de mulheres com abortos repetidos foi de apenas 8%.

Algumas mulheres podem ter tido um medo intenso da via vaginal devido a experiências anteriores de aborto. Este medo pode estar ligado a traumas emocionais ou físicos anteriores, a percepções negativas da via vaginal, a apreensões em relação à dor ou a outros factores. De facto, um estudo realizado por Lok et al em 2019 mostrou uma ligação muito forte entre uma história de abortos repetidos e a escolha da cesariana para gravidezes subsequentes (Ney et al., 1994).

8. DADOS RELATIVOS A EVENTOS E ESTILO DE VIDA

8.1. Luto recente

O luto recente pode ter intensificado o medo do parto em algumas mulheres grávidas. No entanto, pode ter um impacto emocional profundo numa grávida e influenciar a sua decisão relativamente ao modo de parto, incluindo a escolha de uma cesariana. No nosso estudo, investigámos a relação entre o luto recente e o medo do parto, por um lado, e a escolha da cesariana, por outro. Esta relação não foi significativa com o medo do parto (p=0,303) ou com a escolha da cesariana (p=0,059). Este resultado contradiz um estudo realizado em seis países europeus em 2015 por Ryding et al (Ryding et al., 2015) e pode ser explicado pelo facto de o número de mulheres que tinham vivido um luto recente não ter excedido 15 em 200, ou seja, uma percentagem de 8%.

8.2. Atividade desportiva

Vários estudos sugerem que a atividade desportiva durante a gravidez pode desempenhar um papel importante na redução do medo do parto e pode ter efeitos positivos nos resultados maternos e neonatais.

No nosso estudo, não mais de 13,5% das mulheres praticavam actividades desportivas. Não encontrámos uma relação significativa entre a atividade desportiva e o medo do parto ou a escolha do parto.

Em contrapartida, um estudo norueguês realizado em 2018 por Hakstad et al. examinou a relação entre a atividade física e o medo do parto em mulheres grávidas, tendo demonstrado uma ligação significativamente positiva p<0,001 (Haakstad et al., 2018).

Outro estudo realizado por Parla Clara Santous et al em 2016 numa amostra de mulheres portuguesas mostrou que a atividade desportiva ajudou as mulheres a superar o medo do parto e do parto vaginal (Santos et al., 2016).

9. DADOS SOBRE NASCIMENTOS ANTERIORES

9.1. Episiotomia

No nosso estudo, a episiotomia foi significativamente associada (p= 0,001) à escolha da cesariana. A episiotomia é uma incisão cirúrgica feita no períneo para alargar a passagem do bebé durante o parto e pode ser vivida de forma negativa pelas mulheres. Esta constatação poderia explicar o medo do parto e a decisão de pedir uma cesariana face ao desejo de evitar uma episiotomia. Do mesmo modo, num estudo de 2015 realizado por Halscott TL et al, que analisou a episiotomia e a cesariana, os resultados de Techniques and Complications revelaram que a episiotomia aumentava o medo do parto e levava as mulheres a optar por uma cesariana de conveniência (Halscott et al., 2015).

Por outro lado, outro estudo realizado em 2012 por Haines et al, que investigou o uso seletivo ou sistemático da episiotomia para o parto vaginal, mostrou que não havia uma relação significativa entre a episiotomia e a escolha da cesariana como modo de parto (Haines et al., 2012).

9.2. Experiências negativas do parto

No nosso estudo, a experiência negativa do parto não foi significativamente relacionada com a escolha da cesariana (p=0,112). Além disso, vários estudos não encontraram uma correlação significativa entre a experiência negativa do parto e a escolha da cesariana. Por exemplo, uma meta-análise efectuada por O'connell et al em 2017 examinou esta relação e concluiu que não existia uma associação significativa entre o trauma psicológico pós-parto e a escolha subsequente da cesariana (O'connell et al., 2017).

Assim, embora a experiência do parto possa ter um impacto nas preferências das grávidas, parece que este fator nem sempre está significativamente associado à escolha da cesariana (Haines et al., 2012).

No entanto, noutros estudos, as experiências anteriores de parto, quer pessoais quer de familiares próximos, podem influenciar a escolha de uma cesariana. Se uma mulher teve um parto difícil ou traumático no passado, pode recear reviver a mesma experiência e escolher uma cesariana como uma alternativa menos stressante. Esta situação foi descrita no estudo de Srinivas et al. que mostrou a relação entre a experiência negativa de parto e a preferência pela cesariana em mulheres jovens antes do parto (Srinivas et al., 2010).

10. DADOS RELATIVOS A ESTA GRAVIDEZ

10.1. Idade gestacional

Em geral, as mulheres grávidas reagem de forma diferente à aproximação do parto. Algumas podem sentir um aumento da ansiedade em vez de uma excitação positiva. Esta reação pode ser explicada pela acentuação das mudanças físicas durante os últimos meses de gravidez, bem como pelas preocupações com o parto e a maternidade. Além disso, o medo do parto pode intensificar-se à medida que a data se aproxima. Este facto foi demonstrado num estudo realizado por S. Riquet et al, que verificou que a pontuação do medo do parto aumentava de um trimestre para o outro, atingindo o pico no 3.º trimestre (57,5%) com uma associação significativamente positiva (p=0,02) (Riquet et al., 2020).

A idade gestacional na altura do nosso questionário situava-se entre as 16 e as 41 semanas de amenorreia. No entanto, não foi significativamente associada ao medo do parto (p=0,60) nem à escolha da cesariana no presente estudo (p=0,238).

A duração da gravidez (em semanas) não tem um impacto importante ou determinante na decisão de fazer uma cesariana, dada a existência de outros factores de influência, como a saúde da mãe, a posição do bebé, complicações médicas específicas ou antecedentes obstétricos, que desempenham um papel muito mais importante nesta decisão.

10.2. Acompanhamento da gravidez

O acompanhamento da gravidez desempenhou um papel crucial na relação com o medo do parto. Um acompanhamento atento e cuidadoso pode ajudar a reduzir a ansiedade e os medos em relação ao parto, oferecendo apoio emocional, informações precisas e estabelecendo uma relação de confiança entre a grávida e os profissionais de saúde.

Em 2016, Ghadeer et al. encontraram uma ligação significativa entre um bom acompanhamento da gravidez e uma redução do medo do parto (Al Ghadeer et al., 2021).

Este facto não foi consistente com o nosso estudo. Apesar de 81% das mulheres terem seguido bem as suas gravidezes, as pontuações relativas ao medo do parto eram elevadas e não existia uma relação significativa entre o seguimento e o medo ou o modo escolhido (p= 0,202). Esta nuance pode pôr em causa os cuidados pré-natais. Por esta razão, é muito importante organizar sessões de formação sobre a fisiologia do parto. Por um lado, estas sessões contribuem para a compreensão do que acontece no corpo durante o parto e podem reduzir consideravelmente a ansiedade e o medo das mulheres grávidas. Por outro lado, proporcionam um maior conhecimento e permitem às futuras mães sentirem-se mais em controlo do seu parto, ajudando-as a tomar decisões informadas. Além disso, as mulheres podem aprender sobre as diferentes fases do parto e técnicas de controlo da dor, o que as pode preparar para enfrentar os desafios físicos e emocionais. Por outro lado, as mulheres mais bem informadas são frequentemente mais capazes de reconhecer os sinais de potenciais complicações, o que pode levar a intervenções mais rápidas e mais adequadas.

Estas sessões também ajudam a criar redes de apoio entre as mulheres grávidas, os parceiros e as famílias.

10.3. Problemas de infertilidade ou de procriação medicamente assistida

A infertilidade e o recurso à procriação medicamente assistida (PMA) podem ser trajectórias difíceis para muitos casais, e o medo do parto pode ser uma preocupação adicional neste contexto.

A infertilidade pode causar um stress emocional significativo, que pode ser exacerbado pelo medo do parto. Os casais podem recear que, tendo ultrapassado a infertilidade, o parto não corra como planeado.

De facto, um estudo do Malawi que investigou os factores associados ao medo do parto, realizado por Gabrielle et al em 2017, concluiu que o medo do parto entre as mulheres do Malawi também pode ser relevante para as mulheres com um historial de infertilidade e PMA

(Gabrielle et al, 2017).

No entanto, no nosso estudo, a relação entre o medo do parto vaginal e a gravidez induzida não foi significativa (p=0,367), mas as mulheres com gravidez induzida apresentaram pontuações de medo mais elevadas do que as mulheres com gravidez espontânea.

11. CONHECIMENTO DAS MULHERES SOBRE A FORMA DE DAR À LUZ

11.1. Fontes de informação

11.1.1. Médico e parteira

É importante que a informação recebida sobre o parto provenha de fontes fiáveis e baseadas em provas. Os profissionais de saúde, incluindo médicos, parteiras e conselheiros de saúde mental, podem fornecer informações exactas e tranquilizadoras para ajudar as mulheres a compreender melhor o processo de parto e a reduzir os seus receios.

No nosso estudo, o tema do parto foi abordado por 59% das mulheres. As restantes mulheres, sobretudo as primíparas, não sabiam como era o parto ou tinham ideias pré-concebidas sobre o parto, o que pode ter aumentado os seus receios. Verificámos que a informação fiável do médico e da parteira não teve um efeito significativo no medo do parto (p=0,230) nem na escolha da cesariana (p=0,452).

Por outro lado, vários estudos concluíram que a aquisição de educação pré-natal pelos profissionais de saúde teve um impacto positivo na satisfação e na redução do medo do parto, como o estudo francês realizado em 2018 por Garance Cuenin que estudou a abordagem educativa durante a gravidez (Cuenin, 2018).

11.1.2. Amigos e família, redes sociais, fórum

As informações falsas podem ter um impacto significativo no medo do parto, uma vez que podem amplificar os medos e as ansiedades das mulheres grávidas.

Um estudo realizado no Quebeque por Raymonde Gagnon em 2017 mostrou que a influência das informações obtidas de amigos e familiares no medo do parto pode ser significativa. As informações, experiências e opiniões partilhadas por familiares, amigos ou outros parentes podem influenciar as percepções e os medos de uma mulher grávida em relação ao parto, uma vez que estes apenas partilham as suas experiências negativas e os seus medos em relação ao parto. O mesmo acontecia com as redes sociais e os media (Gagnon, 2017).

Por outro lado, outro estudo realizado na Arábia Saudita por Ghadaar et al., que analisou o impacto das redes sociais nas mulheres grávidas, concluiu que as redes sociais e a Internet aumentaram o conhecimento das mulheres sobre o processo de parto e reduziram o seu medo do parto (Al Ghadeer et al., 2021).

Isto foi consistente com o nosso estudo, que encontrou uma relação significativamente positiva entre as fontes de informação da família e amigos, os meios de comunicação social e o medo do parto vaginal (p=0,038).

Era essencial que as mulheres grávidas procurassem informação em fontes fiáveis, como profissionais de saúde, livros médicos de renome e sítios Web de confiança, para obterem informações exactas sobre o parto e, assim, reduzirem o medo associado a este processo.

11.2. Preparar o parto e a maternidade

A preparação para o parto e a parentalidade é um processo importante para os futuros pais. Inclui geralmente cursos e sessões de informação destinados a preparar os pais para o parto e para os primeiros dias com o seu bebé.

No nosso estudo, nenhuma das mulheres tinha frequentado um curso de PNP e 38% das mulheres que conheciam a preparação para o parto e parentalidade através das redes sociais desconheciam a sua importância e impacto no alívio e bem-estar materno.

Foram efectuados vários estudos sobre o PNP e todos os resultados mostram que a preparação para o parto e a parentalidade tem efeitos na saúde física e mental das mulheres. Estes cursos fornecem informações sobre o processo de parto, diferentes opções de controlo da dor, técnicas de respiração e de relaxamento, bem como conselhos sobre o trabalho de parto e o nascimento. Isto pode dissipar os sentimentos negativos e as preocupações. A participação nestas sessões de PNP pode aumentar a auto-confiança (Cuenin, 2018).

No entanto, no nosso estudo não encontrámos uma relação significativa entre o conhecimento do PNP e o medo do parto (p=0,252) ou a escolha da cesariana (p=0,346).

A preparação para o parto e para a parentalidade pode variar de país para país e de cultura para cultura, mas o principal objetivo é ajudar as mulheres a gerir mais eficazmente todas as fases do parto e ajudar os casais a sentirem-se informados, confiantes e preparados para receber o seu bebé e enfrentar os desafios da parentalidade.

11.3. Analgesia epidural

A epidural pode ser uma opção tranquilizadora para as mulheres que têm medo da dor do parto. Na Tunísia, a analgesia epidural ainda não é considerada nos hospitais públicos, apenas nas clínicas privadas (Dimassi et al., 2021).

Por outro lado, a epidural foi rapidamente estabelecida no Quebeque, variando entre 40% e 90%.

Consoante a região e o estabelecimento. Reconhece-se que a epidural não se limita a aliviar a dor. Ela conduziu igualmente a uma cascata de intervenções
que têm outras consequências para a evolução do trabalho de parto e do nascimento (Sinclair, 2018).

No nosso estudo, encontrámos uma relação significativa entre o conhecimento da epidural e o medo do parto (p=0,015). Este facto pode ser explicado pelo alívio psicológico proporcionado por esta técnica.

As epidurais podem ser uma opção atractiva para as mulheres que têm medo do parto, uma vez que proporcionam um alívio eficaz da dor, permitindo que a mãe permaneça consciente e participe ativamente no parto. Ao reduzir a dor, a epidural também pode ajudar a reduzir a ansiedade e o medo associados ao parto (Leclerc, 1993).

Por outro lado, o estudo de Gagnon Raymound, em 2017, mostrou que a falha da epidural, embora rara, pode ocorrer em certos casos, nomeadamente quando a analgesia não é eficaz para aliviar suficientemente a dor do parto. Nesses casos, algumas mulheres podem ser confrontadas com a escolha de uma cesariana para garantir o alívio adequado da dor durante o trabalho de parto. Neste estudo, o conhecimento sobre epidurais não teve efeito sobre a escolha da cesariana (Gagnon, 2017).

É essencial que as mulheres grávidas discutam em pormenor com a equipa médica as opções de alívio da dor durante o parto, incluindo alternativas à epidural e possíveis cenários em caso de falha da epidural. Esta discussão pode ajudá-las a tomar decisões informadas sobre o seu plano de parto e a sentirem-se melhor preparadas para qualquer eventualidade durante o trabalho de parto e o parto.

12. PONTOS FORTES E LIMITAÇÕES DO ESTUDO

12.1. Destaques

Foram salientados vários pontos fortes:

- O nosso ambiente de investigação foi o CHU Hedi Chaker Sfax. Trata-se de uma maternidade de nível III que é um centro de referência para a investigação científica. Este hospital é o ponto de admissão de diferentes categorias de mulheres grávidas, o que contribuirá para a riqueza e generalização dos resultados.

- Utilizámos uma escala de medo (EPA). Trata-se de uma escala válida, traduzida para árabe, que facilita a interpretação dos dados e garante resultados válidos e comparáveis com a literatura.
- Realizámos um estudo analítico que nos permitiu identificar hipóteses e também verificar as relações entre as variáveis, com vista a revelar os factores de risco e a encontrar soluções adequadas.
- A amostragem foi aleatória. Todas as mulheres elegíveis tiveram a mesma oportunidade de participar no estudo, a fim de obter uma amostra representativa para uma melhor generalização dos resultados.

12.2. Os limites

- Devido a limitações de tempo, não nos foi possível recrutar o número de sujeitos necessários para o estudo. A nossa amostra não era representativa, ou seja, não representava a população em geral em termos de números, o que limita a generalização dos resultados.
- Os estudos sobre o medo do parto na Tunísia são limitados.
- A versão árabe da escala do medo ainda não tinha sido validada.
- O período de recolha de dados foi limitado.

13. RECOMENDAÇÕES

Seguir sessões de preparação para o parto, com objectivos distribuídos por várias sessões. Sugerimos:

J 1 primeira sessão: durante esta sessão, a fisiologia do sistema genital feminino é explicada à mulher.

D 2.ª sessão: permite-nos informar a mulher sobre o processo de nascimento.

J 3.ª sessão: durante esta sessão, a mulher é livre de fazer perguntas que são respondidas.

- *S* 4.ª sessão: aprender a respirar corretamente.
- s 5.ª sessão: consiste em yoga, haptonomia e natação para relaxar as mães.
- *S* 6.ª sessão: consiste em preparar os músculos do períneo para o parto.

- Formação de parteiras para ouvir, apoiar e aconselhar as mulheres grávidas que estejam a passar por períodos de ansiedade e medo do parto.
- Incluir a família e os amigos no processo educativo: promove um ambiente de aprendizagem dinâmico, estimulante e de apoio. Isto não só permite alcançar os objectivos educativos de forma mais eficaz, como também reforça as relações e promove o bem-estar geral das mulheres.
- Acompanhamento psicológico das mulheres durante a gravidez, o parto e mesmo no período pós-parto, o que é crucial para o seu bem-estar emocional e saúde mental.
- Trabalho sobre o acesso aos medicamentos peridurais nos hospitais públicos: Alívio eficaz da dor, os medicamentos peridurais oferecem às mulheres uma opção importante para gerir a dor durante o trabalho de parto e o parto.
- Evitar a utilização sistemática de instrumentos (episiotomia, fórceps, etc.).

5 CONCLUSÃO

A gravidez e o parto são processos fisiológicos naturais, mas também podem ser acompanhados de preocupações e desafios. É importante que as mulheres grávidas façam exames médicos regulares, se informem sobre as várias opções de cuidados pré-natais disponíveis e se preparem emocionalmente para a chegada do seu bebé.

Realizámos este estudo transversal, descritivo e analítico no departamento de ginecologia-obstetrícia do CHU Hedi Chaker em Sfax, Tunísia. Os objectivos do nosso trabalho foram descrever os conhecimentos das mulheres sobre o parto vaginal, explorar os factores associados à fuga ao parto vaginal e descrever o nível de medo do parto vaginal por parte da EPA.

O nível de medo foi considerado médio, com uma pontuação média de 53,53. A cesariana foi escolhida como método de parto em 65,5% dos casos.

O nível de medo era mais elevado entre as mulheres que tinham escolhido a cesariana como método de parto. Foram revelados vários factores de risco, incluindo a tocofobia e a ocorrência de traumas obstétricos e neonatais.

No estudo analítico, os factores estatisticamente associados ao medo do parto foram o baixo nível socioeconómico ($p=0,021$), a primiparidade ($p=0,001$), o conhecimento da analgesia epidural ($p=0,015$) e a informação recebida de familiares e amigos, da internet e de fóruns. A relação entre o medo do parto e a escolha da cesariana foi significativa ($p<0,001$).

Os factores estatisticamente associados à escolha da cesariana como método de parto (sim versus não) foram o baixo nível socioeconómico ($p=0,020$), o recurso à episiotomia e a falta de informação à doente antes do procedimento ($p=0,001$ e $p=0,018$ respetivamente) e a primiparidade ($p=0,001$).

Por conseguinte, recomenda-se que os profissionais de saúde abordem o tema do medo, da dor e do modo de parto e o incluam nos cuidados pré-natais. No entanto, é de salientar que é necessário um estudo em maior escala que abranja tanto o sector público como o privado.

6 REFERÊNCIAS

1. Al Ghadeer, H. A., Al Kishi, N. A., Almubarak, D. M., Almurayhil, Z., Alhafith, F., Al Makainah, B. A., Algurini, K. H., Aljumah, M. M., Busaleh, M. M., Altaweel, N. A., & Alamer, M. H. (2021). Ansiedade relacionada à gravidez e impacto das mídias sociais entre mulheres grávidas que frequentam a atenção primária à saúde. *Cureus*.
2. Chabbert, M., & Wendland, J. (2016). Experiências de parto e perceção de controlo das mulheres durante o trabalho de parto: um impacto nas relações iniciais mãe-bebé? *Revue de Médecine Périnatale*, *8*(4), 199-206.
3. Cuenin, G. (2018). *O processo educativo durante a gravidez.*
4. Dahlen, H., Schmied, V., Dennis, C.-L., & Thornton, C. (2013). Taxas de intervenção obstétrica durante o parto e resultados maternos e neonatais selecionados para mulheres de baixo risco nascidas na Austrália em comparação com as nascidas no estrangeiro. *BMC Pregnancy and Childbirth*, *13*.
5. da Silva, A. A. M., Simões, V. M. F., Barbieri, M. A., Bettiol, H., Lamy-Filho, F., Coimbra, L. C., & Alves, M. T. S. S. B. (2003). Idade materna jovem e parto pré-termo. *Epidemiologia Pediátrica e Perinatal*, *17*(4), 332-339.
6. Dick-Read, G. (2020, 6 de novembro). *Parto fisiológico: uma alternativa natural.* Daylily Paris.
7. Dimassi, K., Melki, M., Chebbi, A., & Rafrafi, R. (2021). Le libre choix de la voie d'accouchement : Enquête auprès de femmes tunisiennes. *La Tunisie Médicale*, *99*(08-09), 903-910.
8. Dumont, A., & Guilmoto, C. Z. (2020). Trop et pas assez à la fois : Le double fardeau de la césarienne: *Population & Sociétés*, *N° 581* (9), 1-4.
9. Editorial. (2009). *Jornal de Obstetrícia e Ginecologia Psicossomática*, *30*(2), 81-82.
10. Faten, E., Sarah, A., Rahma, D., Sana, E., & Majda, C. (2017). Evolução após a revolução de Jasmim dos transtornos mentais na Tunísia. *PSN*, *15* (2), 7-17.
11. Ferreira, C. R., Orsini, M. C., Vieira, C. R., do Amarante Paffaro, A. M., & Silva, R. R. (2015). Prevalência de sintomas de ansiedade e depressão no terceiro trimestre gestacional. *Arquivos de Ginecologia e Obstetrícia*, *291*(5), 999-1003.
12. Gabrielle et al (2017). *Impacto de mulheres com histórico de infertilidade e MAP no medo do parto*.
13. Gagnon, R. (2017). *Tese apresentada para obtenção do grau de Philosophiae Doctor (Ph.D.) em Ciências Humanas Aplicadas.*
14. Gao, L.-L., Liu, X. J., Fu, B. L., & Xie, W. (2015). Preditores do medo do parto entre mulheres chinesas grávidas: um inquérito por questionário transversal. *Midwifery*, *31* (9), 865-870.
15. Haakstad, L. A. H., Vistad, I., Sagedal, L. R., Lohne-Seiler, H., & Torstveit, M. K. (2018). Como uma intervenção no estilo de vida durante a gravidez influencia as barreiras percebidas à atividade física no lazer? O estudo norueguês adequado para o parto, um ensaio clínico randomizado. *BMC Pregnancy and Childbirth*, *18*, 127.
16. Haines, H. M., Rubertsson, C., Pallant, J. F., & Hildingsson, I. (2012). The influence of women's fear, attitudes and beliefs of childbirth on mode and experience of birth. *BMC Pregnancy and Childbirth*, *12*, 55.
17. Halscott, T. L., Reddy, U. M., Landy, H. J., Ramsey, P. S., Iqbal, S. N., Huang, C.-C., & Grantz, K. L. (2015). Resultados maternos e neonatais por tentativa de modo de parto

operatório de uma estação baixa na segunda fase do trabalho de parto. *Obstetrics and Gynecology*, *126*(6), 1265-1272.
18. Jiang, H., Qian, X., Carroli, G., & Garner, P. (2017). Uso seletivo versus rotina de episiotomia para parto vaginal. *A Base de Dados Cochrane de Revisões Sistemáticas*, *2*(2), CD000081.
19. Leclerc, M. (1993). *Évaluation de la peur de l'accouchement en fin de grossesse : Effet de la préparation à la naissance et à la parentalité sur celle-ci*.
20. lucie, F., & Chagno, A. (2009, de a2017). *Medos comuns e ansiedade durante a gravidez*. https://naitreetgrandir.com/fr/grossesse/sante-bien-etre/anxiete-grossesse/
21. Masson, E. (2012). *Avaliação do medo do parto. Validação e adaptação francesa de uma escala de medição do medo do parto*. EM-Consulte.
https://www.em-consulte.com/article/751672/evaluation-de-la-peur-de- laccouchement-validation-
22. Nath, A., Venkatesh, S., Balan, S., Metgud, C. S., Krishna, M., & Murthy, G. V. S. (2019). A prevalência e os determinantes da ansiedade relacionada com a gravidez entre as mulheres grávidas com menos de 24 semanas de gravidez em Bangalore, no sul da Índia. *Revista Internacional de Saúde da Mulher, 11,* 241-248.
23. Ney, P. G., Fung, T., Wickett, A. R., & Beaman-Dodd, C. (1994). The effects of pregnancy loss on women's health. *Social Science & Medicine (1982)*, *38*(9), 1193-1200.
24. O'Connell, M. A., Leahy-Warren, P., Khashan, A. S., Kenny, L. C., & O'Neill, S. M. (2017). Prevalência mundial de tocofobia em mulheres grávidas: revisão sistemática e meta-análise. *Ata Obstetricia Et Gynecologica Scandinavica*, *96*(8), 907-920.
25. Pirnat, A., DeRoo, L. A., Skjsrven, R., & Morken, N.-H. (2019). Risco de ter uma gravidez ao longo da vida e modificação pelo resultado da gravidez e perda perinatal. *Ata Obstetricia et Gynecologica Scandinavica*, *98*(6), 753-760.
https://doi.org/10.1111/aogs.13534
26. Räisänen, S., Lehto, S. M., Nielsen, H. S., Gissler, M., Kramer, M. R., & Heinonen, S. (2013). O medo do parto prediz a depressão pós-parto: uma análise de base populacional de 511.422 nascimentos únicos na Finlândia. *BMJ Open*, *3*(11), e004047.
27. Riquet, S., Henni, M., & Fremondiere, P. (2020). Avaliação do medo do parto em mulheres grávidas. *Périnatalité*, *12*(3), 130-139.
28. Ryding, E. L., Lukasse, M., Parys, A.-S. V., Wangel, A.-M., Karro, H., Kristjansdottir, H., Schroll, A.-M., Schei, B., & Bidens Group (2015). Fear of childbirth and risk of cesarean delivery: A cohort study in six European countries [Medo do parto e risco de cesariana: um estudo de coorte em seis países europeus]. *Birth (Berkeley, Calif.)*, *42*(1), 48-55.
29. Santos, P. C., Abreu, S., Moreira, C., Santos, R., Ferreira, M., Alves, O., Moreira, P., & Mota, J. (2016). Padrões de Atividade Física Durante a Gravidez numa Amostra de Mulheres Portuguesas: Um Estudo Prospetivo Longitudinal. *Jornal Médico do Crescente Vermelho Iraniano*, *18*(3), e22455.
30. Sinclair, I. (2018). *Saúde psicossocial, imigração e resultados da gravidez*.
31. Srinivas, S. K., Fager, C., & Lorch, S. A. (2010). Evaluating Risk-Adjusted Cesarean Delivery Rate as a Measure of Obstetric Quality. *Obstetrics and gynecology*, *115*(5), 1007-1013.
32. Staraci, S., Missonnier, S., Soubieux, M.-J., & Ville, Y. (2012). Destino de um sobrevivente pré-natal na síndrome do transfusor-transfundido. *La psychiatrie de l'enfant*, *55*(2), 347-396.

33. Tania, B., & Julie, P. (2021). *Qual é o impacto da cesariana no vínculo de apego mãe-filho?*
34. Zouaoui, B. (2021). Tunísia: 50% dos nascimentos são por cesariana, as razões são muitas-Gnet news.

7 APÊNDICES

Apêndice A

Questionário

Gostaríamos de lhe pedir que respondesse ao nosso questionário da forma mais espontânea possível, de modo a podermos concluir com êxito o nosso estudo. **As informações e as respostas recolhidas serão tratadas de forma estritamente anónima.** Por favor, assinale o círculo correspondente à sua resposta.

I. Dados sócio-demográficos e antecedentes 1. A sua idade: .... 2. O seu estado civil: Solteiro(a) Casado(a) 3. A sua origem geográfica: Rural Urbano 4. Nível de ensino: Primário Secundário Universitário 5. Situação profissional: .... 6. O seu nível socioeconómico: Alto Médio Baixo

7. Sofreu recentemente uma perda de vida: Não Sim 8. O seu historial médico: Diabetes Asma Trombofilia Anemia Outros

9. Antecedentes cirúrgicos: Apendicectomia Amigdalectomia EP operada Quisto do ovário operado Colecistectomia Reparação de sinéquias Cesariana Outra: .... 10. Já teve abortos espontâneos? Não Sim, apenas 1 vez Sim, mais de 2 vezes 11. Paridade: ....

II. Informações sobre o seu último parto: durante o seu último parto 1. Deu à luz: De termo Antes do termo 2. Hospital Clínica privada Em casa 3. Teve um óbito fetal in utero: Não Sim

4. Foi submetida a uma episiotomia: Não Sim

5. Em caso afirmativo, foi previamente informada deste procedimento: Não Sim 6. Teve um parto instrumental (informação verificada nos registos de nascimento): Não Sim 7. Tem uma hemorragia pós-parto (informação verificada com os registos de nascimento): Não Sim 8. Teve um óbito neonatal: Não Sim 9. Teve retenção da última cabeça (informação verificada nos registos de nascimento): Não Sim 10. Recebeu uma epidural: Não Sim 11. Teve alguma complicação pós-parto :

Não

Sim, tais como complicações infecciosas (infeção da episiotomia, mastite ou abcesso mamário) e complicações tromboembólicas.

III. Durante esta gravidez: 1. Idade gestacional em SA: .... 2. Teve algum problema de infertilidade : Não Sim 3. Gravidez induzida: Não Sim ý Se sim, meio de indução: ....

4. Esta gravidez está planeada: Não Sim 5. Relativamente à gravidez atual, o número de consultas pré-natais e de ecografias: .... 6. Relativamente ao sexo do seu bebé :

Não desejado Desejado Neutro

7. Surgiu alguma patologia somática durante esta gravidez?

Sim Não Não rastreado

8. Pratica desporto durante a gravidez?

Não Sim

IV. Conhecimentos das mulheres sobre o parto: 1. O tema do parto foi abordado durante as consultas pré-natais?

Sim Não

Em caso afirmativo, por quem? Médico Parteira 2. Para além das informações recebidas do médico e/ou da parteira, recebeu outras informações de :

Amigos e família Internet, fórum

Programas de televisão Revistas e jornais 3. Preocupa-se mais frequentemente com : A sua saúde A saúde do seu bebé 4. Em que fase do parto está mais preocupada?

Trabalho de parto Parto normal Pós-parto

5. Sabe como reduzir a dor: Sim Não ý Se sim, como? ....

....

6. Sabe o que é a preparação para o parto e a parentalidade?

Sim Não 7. Está familiarizado com a analgesia epidural? Sim Não 8. Se pudesse escolher a via de parto, qual seria a sua escolha?

Parto por via vaginal Parto por cesariana

9. Para as mulheres que optaram por uma cesariana: ý Quais são os factores associados?

Traumatismo obstétrico Fobia de ocorrência de traumatismo obstétrico no recém-nascido Parto instrumental Tocofobia Episiotomia Trabalho de parto anormal Repercussões sexuais Parto num útero de cicatriz única Primíparas Idosas Problemas de incontinência Complicações pós-parto Outros: ....

ý Que tipo de anestesia prefere?

Analgesia epidural Anestesia geral Anestesia espinal 10. Para as mulheres que optaram por um parto de base: ý Quais são as vantagens do parto natural para si?

Regresso rápido à vida quotidiana Aspectos fisiológicos do parto Estética Facilitar a amamentação Complicações relacionadas com a cesariana Complicações relacionadas com a anestesia Outros: ....

Apêndice B

Escala de medo do parto :

		De modo algum - 1-	Raramente -2-	Por vezes -3-	Frequentemente -4-
Antecipação da F1 trauma	1-O parto será uma experiência Desafiador				
	2-Durante o parto, vou sentir-se maltratado fisicamente				
	3-Durante o parto, eu tem mesmo medo que eu ou o meu a criança morrer ou ficar				

	ferida				
	4-Durante o parto, vou sentir-se ansioso ou horrorizado				
Intrusões F2 Cognitivo	5-pensamentos e imagens sobre o parto invadir-me				
	6-Tenho sonhos desagradáveis sobre parto				
	7-de repente, sinto-me como se estivesse em trabalho de parto e sou invadida por um sentimento de medo Intenso				
	8-tudo o que me faz lembrar o parto provoca uma reação em mim. sofrimento psicológico intenso				
	9-que me faz lembrar de o parto deu-me uma nova sofrimento físico				
F3 evitar	10-Tento evitar pensamentos, emoções e emoções e conversas que pode fazer-me pensar em parto				
	11-Tento evitar actividades e lugares ou pessoas que me possam fazer lembrar o parto				
	12-Eu acho difícil imaginar fases importantes do parto				
F4 embotamento	13- Perdi o interesse em				
	actividades de que gosto antes gravidez				
	14-Sinto-me afastado ou isolado de Outros				
	15-A minha capacidade de amar ou de ser o afeto é reduzido				
	16-Sinto que o meu futuro não tem				

	mais significado				
F5 Hiperestimulação	17-Tenho dificuldade em adormecer ou não me sinto bem. acorda-me à noite				
	18-Eu posso sentir-me de repente muito Irritado ou zangado sem razão				
	19-Tenho dificuldade em concentrar-me				
	20-Eu sinto-me sempre tenso e nervoso. em alerta				
	21-Reagir fortemente a acontecimentos inesperados				

Apêndice C

غالبا	أحيانا	نادرا	لا		
				ستكون الولاده تجربة شاقة	F1
				اثناء الوالده سوف أشعر بالإيذاء الجسدي	
				اثناء الوالده، ا موتي او إصابة طفلي	
				اثناء الوالده ساشعر بالقلق او الرعب	
				الافكار والصور غير الساره عن الولاده تأتي فوقي	F2
				لدي احالم غير ساره بشان الوالده	
				فجأه أشعر كما لو أن المخاض في تقدم وأنني غارق في الشعور بالخوف الشديد	
				ما يذكرني بالوالده يسبب لي ضائقة نفسية شديده	
				ما يذكرني بالوالده يسبب لي ضائقة جسدية	
				أحاول تجنب الأفكار والمشاعر والأحاديث التي قد تذكرني بالوالده	F3
				أحاول تجنب الأنشطة او الأماكن او الأشخاص الذين قد يذكرونني بالوالده	
				أجد صعوبة في تخيل مراحل مهمة من الوالده	

F4	فقدت اهتمامي بالأنشطة التي كنت أستمتع بها قبل الحمل				
	أشعر بالعزلة أو الانعزال عن الآخرين				
	تقل قدرتي على الحب أو أن أكون حنونًا				
	لدي شعور بأن مستقبلي ليس له معنى				
F5	أجد صعوبة في النوم أو أستيقظ في الليل				
	قد أشعر فجأة بالغضب الشديد أو الغضب دون سبب				
	أجد صعوبة في التركيز				
	أشعر دائما بالتوتر والقلق				
	أتفاعل بقوة مع الأحداث غير المتوقعة				

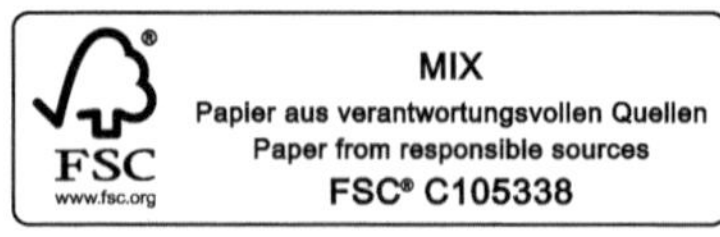

Printed by Books on Demand GmbH, Norderstedt / Germany